Heiner Fangerau / Alfons Labisch
Pest und Corona

Heiner Fangerau / Alfons Labisch

Pest und Corona

Pandemien in Geschichte,
Gegenwart und Zukunft

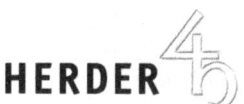

HERDER

FREIBURG · BASEL · WIEN

Umschlaggestaltung: Verlag Herder
Umschlagmotiv: © sutichak / AdobeStock
Satz: Arnold & Domnick, Leipzig
Herstellung: GGP Media, Pößneck

Printed in Germany

ISBN Print 978-3-451-38879-8
ISBN E-Book 978-3-451-82167-7

„Der freie Verkehr ist ein so großes Gut, daß wir es nicht entbehren könnten, selbst um den Preis nicht, daß wir von Cholera und noch vielen anderen Krankheiten verschont blieben. Eine Sperre des Verkehrs bis zu dem Grade, daß die Cholera durch denselben nicht mehr verbreitet werden könnte, wäre ein viel größeres Unglück als die Cholera selbst …"

Max von Pettenkofer, 1873

Inhalt

Einleitung
Die „größte Herausforderung seit dem Zweiten Weltkrieg"?

Wir durchleben derzeit die „Corona-Krise" – bei Google hatte dieser Terminus am 20. April 2020 mehr als 88 Millionen Einträge. Auch die „Corona-Katastrophe" war mit etwa 14,5 Millionen Einträgen bei Google hoch im Kurs (20. April 2020). Weniger dramatisch, aber immer noch im Superlativ sprach Sebastian Kurz (geb. 1986), der Bundeskanzler Österreichs, am 15. März 2020 von der „größten Herausforderung seit dem Zweiten Weltkrieg". In ihrer öffentlichen Fernsehansprache am 18. März 2020 verwandte Angela Merkel (geb. 1954), die Bundeskanzlerin Deutschlands, ganz ähnliche Worte. Armin Laschet (geb. 1961), Ministerpräsident des Landes Nordrhein-Westfalen, spricht von der „größten Bewährungsprobe der Landesgeschichte". Bereits am 16. März 2020 hatte Markus Söder (geb. 1967), der Ministerpräsident von Bayern, den Katastrophenfall für ganz Bayern ausgerufen, nachdem der Bürgermeister des kleinsten Bundeslandes drei Tage vorher stolz verkündet hatte, dass Bremen „als eines der ersten Bundesländer die Empfehlung des Bundesgesundheitsministers umgesetzt und Veranstaltungen mit mehr als 1000 Teilnehmern abgesagt habe". Am 1. April versuchte Armin Laschet in einem parlamentarischen Hauruckverfahren wegen der „dramatischen Lage" ein Pandemiegesetz durch den Landtag zu bringen, das von der Opposition in Teilen als verfassungswidrig eingeschätzt wurde. Am Ende wurde das umstrittene „Epidemiegesetz" am 14. April 2020 mit Zustimmung aller Fraktionen des Landtags – außer erwartungsgemäß der AfD – verabschiedet.

Beispiele für die Katastrophenrhetorik und die Dynamik von Maßnahmen, die tief in die gesellschaftliche Ordnung eingreifen, lassen sich national wie auch international beliebig viele finden. Die Präsidenten Frankreichs und der USA fechten gar Endzeitschlachten aus und bringen die klassische Kriegsmetaphorik aus der Immunitätslehre und Bakteriologie, die schon um 1900 Konjunktur hatte, zu neuer Blüte. Ist das, was wir derzeit erleben, tatsächlich die größte Katastrophe seit dem Zweiten Weltkrieg? Wie lange reicht unser Gedächtnis zurück?

In der aktuellen Pandemie wird diese Frage vielfach an die Geschichte gestellt. Die Medienwelt ist reich an historischen Vergleichen. Kritisch zu hinterfragen ist dabei in jedem Fall, wie weit historische Vergleiche taugen – ist die Geschichte doch kein Secondhandshop oder eine Mottenkiste, aus der man je nach Tageskurs und Tagesform eine Analogie hervorziehen kann. Dennoch taugt der Blick zurück, um das aktuelle Katastrophenszenario einordnen und reflektieren zu können. Den einfachsten, wenn auch zynisch anmutenden Parameter, die aktuelle Pandemie mit vergangenen Seuchenkatastrophen seit dem Zweiten Weltkrieg zu vergleichen, bietet die Mortalitätsstatistik. Abgesehen von den zahlreichen politischen, wirtschaftlichen und sonstigen Unglücken, Katastrophen und Krisen der Nachkriegszeit, hier in Stichworten einige wenige Beispiele aus der Krankheits- und Sterblichkeitsstatistik der Bundesrepublik Deutschland bzw. Deutschlands seit 1945:

- „Kinderlähmung"/Polio in den Jahren 1946 bis 1960, ca. 50 000 Erkrankte, allein in der Epidemie 1952 ca. 9500 Gelähmte und 745 Verstorbene;
- „Asiatische Grippe" – A/H2N2 in den Jahren 1957/58, ca. 29 000 Verstorbene;

- „Hongkong-Grippe" – A/H3N2 in den Jahren 1968/70, ca. 30 000 Verstorbene;
- HIV/AIDS in den 1980er-Jahren, ca. 27 000 Verstorbene;
- Virusgrippe 1995/96, ca. 30 000 Verstorbene;
- Virusgrippe 2004/05, ca. 20 000 Verstorbene;
- Schweinegrippe – meistens A/H1N1 in den Jahren 2009/10, ca. 250 bis 350 Verstorbene (wahrscheinlich liegt die Zahl um das Zehnfache höher);
- Grippewelle 2014/15 – laborbestätigte Todesfälle: 274; das RKI schätzt die Zahl der Todesfälle – sog. Exzess-Schätzung – auf 21 300;
- Grippewelle 2016/17 – laborbestätigte Todesfälle: 722; RKI schätzt die Zahl der Todesfälle – sog. Exzess-Schätzung – auf 22 900;
- Grippewelle 2017/18 – laborbestätigte Todesfälle: 1674; das RKI schätzt die Zahl der Todesfälle – sog. Exzess-Schätzung – auf 25 100;
- Virusgrippe 2019/20, bisher (KW 15/2020) ca. 184 452 Infizierte, davon 16 Prozent (ca. 29 500) hospitalisiert und 434 Verstorbene (wahrscheinlich liegt die Zahl höher).[1]

Und Covid-19? Zwar sind die Infektionsraten hoch, auch ist die Letalität, die Tödlichkeit in Deutschland – erwartungsgemäß – angestiegen. Jeder einzelne Tote ist ein schmerzlicher Verlust. Aber epidemiologisch müssen wir auch festhalten, dass die anderen üblichen Übel, die alltäglichen Krankheiten, das alltägliche Sterben an Hirn- und Herzinfarkten, an Krebs, an Lungen- oder Stoffwechselkrankheiten eben auch weiter existieren – all das allerdings regt niemanden auf, der nicht betroffen ist. Es wird gegebenenfalls nicht einmal zur Kenntnis genommen. Die Seuche dominiert die Tagesgespräche und die Medien.

Warum reagieren wir, warum reagiert die weltweite Öffentlichkeit bei der Corona-Pandemie dieses Mal anders und radikaler als früher? Regional begrenzte Kontaktsperren gab es auch bei früheren Pandemien. Das Infektionsschutzgesetz und das frühere Bundesseuchengesetz sahen schon vorher Eingriffe in die Grundrechte vor. Die Optionen, die dieses Ausnahmegesetz bietet, wurden aber nie so schnell, umfassend und einschneidend gezogen wie in der jetzigen Pandemie. Die generelle Frage muss also lauten: Warum trifft uns diese Pandemie in einer Weise, die zumindest in unserer aktuellen Wahrnehmung unser Land, Europa, ja die ganze Weltgemeinschaft in den Grundfesten zu erschüttern droht?

Dazu sei hier eine Grundthese aufgestellt, die die Argumentation in und zwischen den nachfolgenden Zeilen bestimmen soll: Handel, Wandel, Kontakte, Kommunikation sind das Lebenselixier von Gemeinschaft und Gesellschaft und – wie wir jetzt feststellen – auch von globalen Gesellschaften. Eben dieser in den letzten Jahrzehnten ausgeweitete, eingeübte, gelernte und für die Zukunft der weltweit vernetzten Informationsgesellschaft als in jeder Hinsicht selbstverständlich unterstellte soziale Austausch und damit die Gesundheit des öffentlichen Lebens sind durch eine ansteckende Krankheit gefährdet, ja kurz davor zum Erliegen zu kommen. Wie problematisch fehlender Austausch und auch fehlende Kommunikation sind, wird deutlich, wenn viele Waren und Dienstleistungen, die in unserem Alltag völlig selbstverständlich waren – wie etwa Atemschutzmasken – auf einmal nicht mehr aus China oder anderen Teilen der Welt zu uns gelangen.

Daraus resultiert sogleich die nächste, in die Zukunft gerichtete Frage: Wie wird es künftig, nachdem die Corona-Pandemie abgeklungen ist, möglich sein, größtmögliche Freizügigkeit, Handel und kulturellen Austausch bei einem zukünftigen, vergleichbaren Ereignis aufrechtzuerhalten?

Eine maßgebliche Rolle im aktuellen Geschehen, seiner Beurteilung und in den künftigen Maßnahmen spielt der Austausch von Nachrichten – und was sich in persönlicher Kommunikation, Funk, Fernsehen und sozialen Medien als Nachrichten ausgibt. Wir sind zeitgleich auch mit den entlegensten Gegenden der Welt verbunden und können das örtliche Geschehen im besten Fall im direkten Kontakt mit den Menschen in diesen Gegenden von Angesicht zu Angesicht erörtern. Zwischen den veröffentlichten und den privaten Nachrichten konnte sich die Welt seit den ersten Januarwochen des Jahres 2020 ein Bild davon machen, was in China geschieht. Die Welt hätte sich entsprechend wappnen können. Waren die vergangenen Seuchen vergessen? Waren die Erfahrungen, ja die ausgearbeiteten Evaluationen voriger und die Planspiele künftiger Epidemien vergessen? Woher diese scheinbar überschießenden Reaktionen?

Wir stehen derzeit immer noch mitten im Seuchengeschehen. In diesem Wirbel von Informationen und Meinungen ist es schwierig, einen Punkt zu gewinnen, von dem aus sich das aktuelle Ereignis beurteilen lässt. Forschung und Wissenschaft sind solche Orte. Denn zumindest sind wissenschaftliche Aussagen belegt und können daher überprüft werden. Aber: Die Antworten der Forscher sind notwendig hochspezialisiert – seien es die von Virologen, Epidemiologen, Klinikern oder anderen Experten. Außerdem sind Aussagen der Forschung notwendigerweise immer vorläufig – das ist das Charakteristikum der Wissenschaften. Nur wenig bleibt im Laufe der Zeit als gesichertes Wissen übrig. Vielleicht kann in einer solchen Situation und an dieser Stelle trotz aller Vorsicht vor vorschnellen Vergleichen und Analogieschlüssen ein Blick in die Geschichte dazu dienen, die Situation in langfristiger Perspektive zu ergründen und auf diese Weise etwas Klarheit zu gewinnen.

Diejenigen, die jetzt Entscheidungen treffen müssen, handeln in eine offene Zukunft hinein. Das gilt – darauf wird zurückzukommen sein – grundsätzlich für alle Ärztinnen und Ärzte, und es gilt auch für Akteurinnen und Akteure der öffentlichen Gesundheitssicherung. Das Handeln ins Unsichere, das „Handeln als ob" bietet im aktuellen Geschehen verschiedene Aussichten und Optionen. Die Geschichte gewährt uns Handlungsoptionen, die in Ereignissen oder Strukturen geronnen und deren Folgen historische Tatsachen geworden sind.

Hier wollen wir mit Blick auf die Corona-Pandemie von 2020 ansetzen. Seuchen aus der Vergangenheit in ihren jeweiligen biologischen, anthropologischen und sozialen Zusammenhängen sowie ihre Aus- und Nachwirkungen auf das Leben der Menschen bilden also den Gegenstand der folgenden Gedanken. Gerichtet wird der Blick auf die historischen Ereignisse durch folgende Fragen: Welche Entwicklungslinien lassen sich – gegebenenfalls sogar in ihrem Fortwirken – erkennen, welche – möglicherweise auch im Verborgenen wirkenden – Entwicklungsmomente sind auszumachen, welche Schlussfolgerungen können wir ziehen?

In diesem Sinne verhandelt dieses Buch eine zwar historisch-empirische, aber handlungsbezogene und damit „pragmatische Medizingeschichte". Es geht zwar primär um „Geschichte an und für sich". Erkenntnisse aus vielen historischen Arbeiten fassen wir hier in kleinen Skizzen zusammen. Es geht aber im zweiten Schritt auch um die Konsequenzen, die sich aus einer professionellen Geschichtsschreibung ergeben können. Das Ergebnis sollen Vorüberlegungen zum künftigen Umgang mit „new emerging diseases" sein, wie wir der internationalen Terminologie folgend die in den letzten Jahren und in Zukunft immer wieder auf unsere Gesellschaften neu zukommenden Infektionserkrankungen zusammenfassend nennen werden.

Denn eines können wir bereits aus den wenigen oben ausgeführten Daten entnehmen: Wir müssen uns darauf einstellen, dass derartige Epi- und Pandemien in kurzen Abständen ständig wiederkehren werden. Und wir können uns darauf vorbereiten.

Die Argumentation in diesem Buch ist folgendermaßen geordnet: Zunächst werden das neue Virus und die neue Pandemie vorgestellt (= 1.) und in die Reihe der „skandalisierten Krankheiten" und der „echten Killer" eingeordnet (= 2.). Anschließend werden in kurzen historischen Überblicken Seuchen vorgestellt, die ihre Spuren in der allgemeinen Geschichte (= 3.) und in der heute gegebenen Organisation öffentlicher Gesundheitsleistungen vornehmlich in Deutschland hinterlassen haben (= 4.). Diesen historischen Beispielen werden grundlegende Modelle aus der Biologie und der Organisation menschlichen Zusammenlebens (= 5.) sowie eine systematisierte Analyse der Handlungsmöglichkeiten öffentlicher Gesundheitssicherung gegenübergestellt (= 6.). Auf dieser ebenso historischen wie systematischen Basis ist es möglich, die alten und neuen Seuchen in ihren biologischen und gesellschaftlichen Grundlagen besser zu verstehen (= 7.). Den Abschluss bilden Antworten auf die oben formulierten grundlegenden Probleme und Fragen (= 8). Wie können wir trotz aller gesundheitlichen Gefahren den Austausch, den weltweiten Verkehr von Waren, Gütern, Dienstleistungen und Menschen in einer globalen Welt aufrechterhalten? Zwar bauen die Kapitel aufeinander auf, sie sind aber in sich abgeschlossen les- und verstehbar. Dadurch können sich in einzelnen Aspekten kleine Dopplungen ergeben.

Dieses Buch hat German Neundorfer im Namen des Verlages Herder im März 2020 angeregt. Das E-Book soll bereits Ende April 2020 erscheinen. Uns als Autoren ist klar, dass hier – besonders mit Blick auf das aktuelle Seuchengeschehen – viel Vorläufiges ausgesagt wird. Und vieles kann in der gebotenen Kürze nur angedeutet werden, vieles wird sogar fehlen. Auch Irrtümer werden zu finden sein: Wir sind keine Virologen. Aber schauen wir zurück, was die Wortführer in Forschung, Wissenschaft und Politik seit Januar dieses Jahres gesagt haben. Die „Corona-Lernkurve" war und ist steil – und sie wird es mit Blick auf die Biologie des Virus, auf Prävention, auf Impfstoffe, auf Therapeutika und auf Maßnahmen der öffentlichen Gesundheitssicherung noch lange bleiben. Eine Printversion des Buchs soll bereits im Juni 2020 folgen. Wir danken German Neundorfer, dass er uns zu diesem Kraftakt bewegt und unsere Arbeit nach Kräften unterstützt hat. Wir danken Maria Griemmert und Ulrich Koppitz: beide haben die Endversionen des Manuskripts gegengelesen. Sämtliche verbleibenden Fehler gehen selbstverständlich zu unseren Lasten.

1. Covid-19
Die aktuelle Situation

Am Montag, dem 16. März 2020, waren morgens in Deutschland 5813 Menschen nachweislich mit SARS-CoV-2 infiziert, 13 Menschen waren verstorben.[2] Zugleich traten an diesem 16. März 2020 vergleichsweise massive seuchenhygienische Maßnahmen in Kraft: Bundesweit wurden Schulen und Kitas geschlossen, öffentliche Veranstaltungen abgesagt, die Nordseeinseln abgeriegelt und die Telekom begann, Bewegungsdaten an das Robert Koch-Institut (RKI) zu senden. Viele weitere Maßnahmen für das Verhalten im Alltag wurden empfohlen. Dies alles erfolgte mit dem Hinweis auf die bedrohliche Lage in Italien. Dort waren zum selben Zeitpunkt 24 747 Menschen positiv getestet und davon 1809 Menschen verstorben. Das entspricht einer Sterblichkeit von 7,3 Prozent. In Deutschland lag die Sterblichkeit an Covid-19 zum damaligen Zeitpunkt leicht über 0,2 Prozent.

Einen Monat später, am 16. April 2020 (Redaktionsschluss dieses Buches), waren nach der oben angeführten Website aus Baltimore, die sich inzwischen als die Referenzseite herausgestellt hat (das RKI aktualisiert seine Daten einmal täglich nach Meldung der Gesundheitsämter, die Seite der Johns-Hopkins-Universität wird weitgehend automatisiert aktualisiert), 134 753 Infektionen in Deutschland nachgewiesen, 3804 Personen waren an Covid-19 verstorben und 77 000 galten als geheilt. Damit lag die Letalität in Deutschland inzwischen bei 2,8 Prozent, war also erwartungsgemäß ein wenig angestiegen und wird wohl noch weiter ansteigen. Denn je nach Betrachtungsweise ist die Berechnung der Letalität mit erheblicher Unsicherheit behaftet: Wird die Letalität auf alle nachgewiesenen Infektionen bezogen, wird sie unterschätzt, da man nicht weiß, ob von den Infizierten noch weitere sterben. Bezieht man sie nur auf die Geheilten, wird sie überschätzt, da man nicht weiß, wie viele der aktuellen Patienten sich noch erholen werden. In Italien lag die Letalität inzwischen bei über 13 Prozent. Dafür sank dort seit wenigen Tagen die Infektionsrate – ein Lichtblick für dieses gepeinigte Land.

Der Erreger der neuen Seuche und das epi- und pandemische Geschehen selbst können hier nur äußerst verkürzt dargestellt werden. Wir sprechen von „Seuche" und nutzen damit den Begriff, der seit dem Ende des 18. Jahrhunderts für Epidemie genutzt wurde, obwohl er im Frühhochdeutschen noch ein „Siechtum", also ein langsames, chronisches Kranksein mit fatalem Verlauf bezeichnet hatte.[3] Auch werden wir den Begriff Covid-19 (**Co**rona-**v**irus-**d**isease-19) als systematisch beschreibenden Namen für die Krankheit benutzen, die durch das derzeit grassierende Coronavirus SARS-CoV-2 hervorgerufen wird.[4] SARS-CoV-2 steht hier für „**S**evere **A**cute **R**espiratory **S**yndrome **Co**ronaVirus 2" und stellt selbst schon eine minimale Beschreibung der Symptome dar, die das Virus im Menschen verursacht. Noch ist nicht alles über Covid-19 bekannt, was man wissen muss, um mit der Krankheit mit der gleichen Gelassenheit umgehen zu können wie mit einer Grippe, aber der Wissensstand erweitert sich in weltweiter Kommunikation nahezu stündlich. Der aktuelle, permanent revidierte Stand kann leicht im Internet abgefragt werden. Dies gilt für die – gelegentlich allzu unentschiedenen – Seiten der Weltgesundheitsorganisation (WHO), für die informativen Seiten des Robert Koch-Instituts (RKI) oder vergleichbarer Institutionen in anderen Staaten, etwa den Centers for Disease Control and Prevention (CDC) in den USA. Auch das Chinese Center for Disease Control and Prevention (ChinaCDC) sei hier erwähnt – hier können die öffentlich publizierten Nachrichten auch in englischer Version verfolgt werden. In den seriösen Medien – ob in Internet-Enzyklopädien, Zeitungen oder Zeitschriften – sind die Informationen vorzüglich aufbereitet – insbesondere dann, wenn moderne Techniken der Bildgebung, Videos, Grafiken, elektronische Querverweise und andere interaktive Möglichkeiten genutzt werden können. Dies alles kann ein Fließtext in einem Buch nicht ersetzen. Deshalb kann es hier lediglich darum gehen, den aktuellen Stand der Kenntnis des Erregers, seiner Umwelt und seines Verhaltens mit Blick auf die Problem- und Fragestellungen des Buches zusammenzufassen.

Nach der geläufigen Geschichte der Covid-19-Pandemie wurde die Krankheit erstmals Ende Dezember 2019 in China in Wuhan, Provinz Hubei, einer der bedeutenden Wirtschafts- und Universitätsstädte dieses Landes, als SARS-ähnliche Krankheit wahrgenommen. Die für die Seuchenbekämpfung zuständige Gesundheitsadministration Chinas (National Health Commission China) meldete Pneumoniefälle unbekannter Genese am 30./31. Dezember 2019 an das Regionalbüro der WHO in China. Am 7. Januar identifizierten die chinesischen Behörden einen neuen Typ von Coronaviren, dessen genetische Sequenz am 12. Januar international publik gemacht wurde. Die WHO rief am 30. Januar 2020 eine internationale Notlage aus (Public Health Emergency of International Concern (PHEIC)). Was bedeutet das? Nachdem 2003 das SARS Coronavirus 1 sich rasch ausgebreitet hatte, hatte die WHO begonnen, ihre seit 1969 bestehenden Internationalen Gesundheitsvorschriften zu überarbeiten, die 2005 in die derzeit geltende Version mündeten. Hierbei handelt es sich um völkerrechtlich bindende Vorschriften, die helfen sollen, die Verbreitung von Seuchen frühzeitig einzudämmen. Ruft die WHO nach Artikel 12 dieser Vorschriften die Notlage aus, so bedeutet das u. a., dass in den Unterzeichnerstaaten eigene Gesetze zum Seuchenschutz in Kraft gesetzt werden sollen, die zum Beispiel die Reisefreiheit eingrenzen oder das Vorlegen von Gesundheitsdokumenten fordern. In Deutschland ruft die Notlage das Robert Koch-Institut auf den Plan, das Gesundheitsdaten zur infrage stehenden Pandemie sammeln und an die WHO übermitteln soll.[5] Am 28. Februar stufte die WHO die internationale Gefährdungslage als sehr hoch ein, um am 11. März 2020 schließlich eine Pandemie festzustellen. In diesem Prozess wurden der Krankheitserreger SARS-CoV-2 und die Pandemie Covid-19 benannt, sodass es eine international einheitliche Nomenklatur gibt.

SARS-Viren sind Retroviren. Im Gegensatz zu Viren, die einen in klassischer Doppelhelix ausgebildeten Genstrang aus DNA (Deoxyribonucleic acid) haben, besteht die Erbinformation der Retroviren nur aus einem einteiligen Strang aus RNA (Ribonucleic acid). Diese muss in eine DNA zurücktranskribiert werden, bevor sie in das Genom einer Zielzelle integriert werden kann (daher der Name „retro"). Viren sind reine Erbinformationen, die in eine kleine Kapsel – ein so genanntes Capsid – gehüllt sind. Viren sind daher auf die Zellen von Wirten angewiesen: Für sich selbst sind Viren nicht vermehrungs- und damit nicht überlebensfähig. Die nach wie vor diskutierte Frage, ob Viren überhaupt Lebewesen sind, ist nicht abschließend entschieden, obwohl eine Mehrheit der Virologen dazu neigt, sie nicht als solche zu betrachten.

Kennzeichnend für Retroviren ist, dass die Erbinformation im Gegensatz zu den DNA-Viren an sich bereits instabil ist und es überdies keine Reparaturenzyme gibt, die einen beschädigten oder falschen Strang wieder ordnen. Retroviren ändern daher häufig ihren genetischen Code, wenn sie sich vermehren. Dies ist ein Grund, warum Influenza-Schutzimpfungen ständig erneuert werden müssen. Mit einem veränderten Gencode können sich auch die Ansteckungsmöglichkeit und die Schwere nachfolgender

Erkrankungen ändern – und zwar sowohl nach der harmlosen als auch nach der hochgefährlichen Seite. Die fallspezifische Todesrate – die Letalität oder „case-fatality-rate" – lag bei der SARS-Epidemie von 2003 bei zehn Prozent, bei der MERS-Epidemie (Middle East Respiratory Syndrome coronavirus) von 2009 zwischen 30 und 40 Prozent.

Die biologische Herkunft von SARS-CoV-2 ist nach wie vor nicht endgültig geklärt. Covid-19 ist eine Zoonose, also eine Seuche, die von Tieren ausgeht. Nach dem jetzigen Stand ist das eigentliche Reservoir des Virus eine bestimmte Art von Fledermäusen. Das ursprüngliche Fledermaus-Virus ist aber für den Menschen nicht pathogen. Das Virus benötigt einen zweiten Wirt, einen so genannten Zwischenwirt, um die „Spezies-Barriere" Tier-Mensch zu durchbrechen und damit für den Menschen pathogen zu werden. Diese Zwischenwirte dienen als eine Art biologischer Konverter (Umwandler). Möglicherweise sind bei SARS-CoV-2 kleine Gürteltiere die Zwischenwirte. Dies ist jedoch nicht endgültig geklärt. Gürteltiere gelten in China als Delikatesse, und ihre Haut wird als medizinisches Heilmittel eingesetzt. Die biologische Konverter-Situation wird durch soziale Vorgaben, wie etwa die gemeinsame Aufzucht von Geflügel und Schweinen – so bei den Grippeviren –, oder durch große Lebendtiermärkte, wie etwa dem übergroßen „Huanan Großhandelsmarkt für Fische und Meeresfrüchte" (Huanan Seafood Market) in Wuhan, erzeugt. Die chinesische National Health Commission hatte am 11. und 12. Januar 2020 detaillierte Informationen an die WHO geliefert, dass der Ausbruch der Seuche mit dem Huanan Seafood Market verbunden sei. Es wird diskutiert, dass auf solchen Märkten die Konversion beschleunigt wird oder begünstigt ablaufen kann. Eine solche Situation ist von Menschen gemacht, also prinzipiell beherrschbar: Hier liegt künftig ein wichtiger Ansatz für die Prävention viraler Epi- und Pandemien. Erst wenn das Virus von Mensch zu Mensch überspringt, sind die Bedingungen für eine Epidemie, gegebenenfalls auch für eine Pandemie gegeben. Diesen Übergang muss man verhindern.

SARS-CoV-2 vermehrt sich nach Kontakt zunächst im Nasen- und Rachenraum, später auch in den tieferen Lungen und im Magen-Darm-Trakt. Das Virus wird durch Flüssigkeitspartikel beim Atmen, Husten und Niesen im Umkreis der infizierten Person verbreitet. Daraus folgen die vorbeugenden Maßnahmen, die im Wesentlichen aus guter persönlicher Hygiene, insbesondere Handhygiene, Husten- und Niesen-Etikette, körperlicher Distanz und Vermeidung von Kontakten bestehen. Diese Maßnahmen sind seit über 100 Jahren bekannt und sollen hier nicht im Einzelnen erläutert werden.

Covid-19 verläuft überaus vielfältig, was die schnelle klinische Diagnose erschwert – die Bandbreite reicht von völlig symptomfreien über milde bis hin zu schweren Verläufen, dann beatmungspflichtigen Lungenentzündungen und dem letztlichen Lungenversagen. Von den – bekannten – Infizierten werden nach kumulierten Zahlen aus China (Basis: über 55 000 laborbestätigte Fälle) 70 bis 85 Prozent krank. Davon verlaufen 80 Prozent mild bis moderat, d. h. ohne Anzeichen einer Pneumonie oder nur mit leichter Lungenentzündung. 14 Prozent der Erkrankungen sind schwer, aber nicht lebensbedrohlich. Sechs Prozent der Erkrankungen verlaufen kritisch bis lebensbedrohlich mit Lungenversagen, septischem Schock oder multiplem Organversagen.

Der Prozentsatz der an Covid-19 Verstorbenen liegt je nach Berechnungsart zwischen 3,5 und 7,5 Prozent der bestätigten Fälle. Andere Berechnungen kommen auf wesentlich niedrigere Zahlen. Die Letalität – an sich bereits epidemiologisch nach verschiedenen Parametern erfasst – ist (noch) nicht zu berechnen, da die Zahl der tatsächlich Infizierten nicht bekannt ist. Wenn die Dunkelziffer der tatsächlich Infizierten wesentlich höher liegt als die Zahl der positiv getesteten Personen, würde die Letalität entsprechend sinken.

Die WHO schätzt, dass ca. 15 Prozent der Infizierten zusätzlich Sauerstoff benötigen und fünf Prozent der Infizierten beatmet werden müssen. Die invasive Beatmung selbst ist nicht unproblematisch. Aktuelle Untersuchungen zur Beatmung von Covid-19-Kranken zeigen mit Blick auf das Schadenspotenzial der Therapie ernüchternde Werte: Eine nichtinvasive Beatmung ist mittelfristig nicht effektiv, weil sie den Verlauf der Krankheit nicht beeinflussen und die Mortalität nicht reduzieren kann. Bei gesunden Menschen wird die Lunge durch Heben und Senken des Brustkorbs und/oder des Zwerchfells passiv belüftet. Bei einer invasiven Beatmung wird aktiv Luft in die Lunge gepresst. Da bei Covid-19-Erkrankten die Lungenbläschen nicht mehr so funktionieren, wie sie sollten, wird die Lunge bei dieser Druckbeatmung nicht gleichmäßig gedehnt. Außerdem benötigt man sehr viel Sauerstoff. Beides kann der Lunge schweren Schaden zufügen. Lungenbläschen, Lungenblutkreislauf und damit das Herz werden extrem belastet. Etwa 80 Prozent der invasiv Beatmeten überleben die Behandlung nicht. Von den 14 Prozent, die die Beatmung auf der Intensivstation überleben, entwickeln die meisten schwere Lungenschäden, deren Schwere von der Dauer der Beatmung abhängt. Ein Teil der Überlebenden wird – das zeigen Erfahrungen mit vergleichbaren Erkrankungen – den Rest ihres Lebens Sauerstoff benötigen. Von den Patienten, die länger als 14 Tage beatmet wurden, überleben etwa 40 Prozent ein Jahr – und dies mit eingeschränkter Lebensqualität, das zeigen Studien zu vergleichbar Beatmeten.[6]

Die Inkubationszeit – also die Zeit von der eigentlichen Infektion bis zum Ausbruch von Symptomen – kann bis zu 14 Tagen betragen und liegt im Mittel bei fünf bis sechs Tagen. Das serielle

Intervall als Beginn der Erkrankung eines Falles und des Beginns der Erkrankung einer angesteckten Person liegt bei vier bis 7,5 Tagen. Der Gipfel liegt indes bei drei bis fünf Tagen. Aus den 14 Tagen Inkubationszeit errechnet sich auch die Dauer einer notwendigen persönlichen Isolation, will man eine Ansteckung Anderer vermeiden. Die öffentliche Isolationszeit und damit das Darniederliegen des öffentlichen Lebens richtet sich indes nach der Reduplikationsrate des Virus und dem jeweils angestrebten (möglichst niedrigen) Ansteckungskoeffizienten.

Da das SARS-CoV-2 neu ist, also bislang keine Immunität in der Bevölkerung besteht, werden alle Altersgruppen gleich befallen – die Rolle von Kindern ist strittig. Der Hauptanteil der Erkrankten – 45 Prozent – ist in Deutschland 35 bis 59 Jahre alt, 25 Prozent sind zwischen 15 und 34 Jahren alt, 20 Prozent sind zwischen 60 und 79 Jahren alt.

Risikogruppen für schwere Verläufe sind ältere Personen ab 50 bis 60 Jahren. Über 80 Prozent der bisher in Deutschland an Covid-19 verstorbenen Patienten waren 70 Jahre und älter (Altersmedian 82 Jahre). Alter mag an sich kein besonderes Risiko darstellen, aber ältere Menschen haben öfter Vorerkrankungen, die den Verlauf der Infektion negativ beeinflussen. Personen mit Krankheiten des Herz-Kreislauf-Systems, der Lunge, chronischen Lebererkrankungen, Diabetes mellitus, Krebserkrankungen und einem geschwächten Immunsystem sind besonders gefährdet. Es können allerdings auch jüngere Personen ohne bekannte Vorerkrankungen schwer erkranken. Über Langzeitfolgen einer überwundenen Krankheit liegen bislang keine hinreichenden Daten vor.

Im Alltagsleben und beim ersten Besuch beim Hausarzt – also vorbehaltlich des Virennachweises – ist die Infektion durchaus schwierig gegenüber einer Influenza-Infektion oder einer „normalen" Erkältung abzugrenzen. Die echte Influenza ist durch hohes Fieber, gegebenenfalls über 40 Grad Celsius, starkes Krankheitsgefühl sowie Kopf-, Muskel- und Gelenkschmerzen gekennzeichnet. Die „normale" Grippe, also die saisonale Erkältungskrankheit, geht mit geringem Fieber – unter 38 Grad Celsius – sowie Abgeschlagenheit, Husten, Schnupfen, Gliederschmerzen und Kopfweh einher. Die Symptome einer Covid-19 liegen zwischen den üblichen Symptomen dieser beiden häufigen Saisonkrankheiten: Fieber über 38 Grad Celsius, Muskel- und Rückenschmerzen, trockener Husten und – wie wir neuerdings zu wissen meinen – zeitlich begrenzter Verlust des Geruchssinnes.

Die klinische Diagnose soll der Virusnachweis mittels Probenentnahme aus den Atemwegen des Patienten sichern. Da der Test nicht sehr valide ist (d. h. Infizierte nicht mit hundertprozentiger Sicherheit nachweisen kann), wird die Diagnose in starken Verdachtsfällen zusätzlich mit einer computertomographischen Untersuchung der Lunge abgeklärt, bei der nach einer so genannten atypischen Lungenentzündung gesucht wird.

Außerhalb Chinas wurden die ersten bestätigten Covid-19-Fälle am 13. Januar 2020 aus Thailand, am 15. Januar 2020 aus Japan und am 20. Januar 2020 aus Südkorea gemeldet. Am 23. Januar wurde der erste Fall in den USA angegeben. Am 2. Februar trat der erste Todesfall außerhalb Chinas auf den Philippinen auf. Alle betreffenden Personen waren aus Wuhan angereist. Frankreich meldete den ersten europäischen Todesfall am 15. Februar 2020, am 23. Februar folgte Italien. In Deutschland trat der erste Infektions-Fall am 28. Januar 2020 in Bayern auf. Auch diese Fälle standen im direkten Zusammenhang mit Reisen aus China und hier wiederum besonders aus Wuhan. Die frühen Virusstämme in Italien und Deutschland unterscheiden sich deutlich. Die anfänglich vermutete frühe Infektion über die europäischen Grenzen hinweg ist auszuschließen: die – unterschiedlichen – Viren kamen aus China.

Im Anfang der Pandemie wurde Covid-19 wegen seiner Symptomatik, aber auch wegen der Pandemiesituation häufig mit der echten Influenza verglichen. Die Sterblichkeitsrate bei der echten Influenza liegt für die labormedizinisch nachgewiesenen Fälle bei 0,1 bis 0,2 Prozent. Die informativen Influenza-Seiten des RKI weisen von der 40. Kalenderwoche 2019 bis zur 15. Kalenderwoche 2020 insgesamt 184 452 labordiagnostisch nachgewiesene Influenza-Fälle aus, davon waren etwa 29 500 (= 16 Prozent) hospitalisiert, und 434 Patienten (= 0,2 Prozent) sind verstorben.[7] Weil viele Todesfälle an „Grippe" nicht labortechnisch nachuntersucht werden, ist davon auszugehen, dass die Todesrate bei starken jährlichen Schwankungen erheblich höher ist. Die tatsächlichen Zahlen werden im Nachhinein mit der so genannten Exzess-Mortalität (Übersterblichkeit) berechnet. Dabei werden die Zahlen der in einer Wintersaison insgesamt Verstorbenen mit denen der Vorjahre verglichen. Wenn sich eine überzufällige Häufung an Sterbefällen ergibt, können diese der Influenza zugeordnet werden.

Für Covid-19 nahm die WHO ursprünglich eine Letalität von zwei Prozent an und rechnet seit der zweiten Märzwoche mit über drei Prozent. Tatsächlich schwankt die Letalität unter den betroffenen Ländern erheblich: In Italien lag die Letalität Ende März 2020 bei über zwölf Prozent, in Deutschland näherte sich die Todesrate zum selben Zeitpunkt allmählich einem Prozent an und liegt momentan (16. April 2020) bei 2,8 Prozent. Der Unterschied lässt sich abgesehen von vielen anderen Faktoren (unter anderem wird die Sterblichkeit in den Ländern unterschiedlich definiert und erfasst) am ehesten dadurch erklären, dass die Letalität aus den nachgewiesenen Infektionszahlen und den nachgewiesenen Todeszahlen errechnet wird, sodass die Todesrate umso höher sein muss, je weniger vorher getestet worden ist. Andersherum ausgedrückt: In Ländern mit hohen Todesraten sind viel mehr

Menschen infiziert, als die Zahl der positiv Getesteten angibt. Dies gilt wahrscheinlich auch für die hohe Sterblichkeit, die die WHO annimmt. Generell dürfte die Zahl der symptomfrei Infizierten sehr hoch sein. Es ist also mit einer hohen Dunkelziffer und einer geringeren Letalität zu rechnen.

Fast auf der ganzen Welt reagierten die Regierungen auf die Pandemie mit politischen Maßnahmen, die darauf abzielen, Menschenkontakte zu reduzieren. Dabei werden etliche Grundrechte tangiert. Das deutsche Infektionsschutzgesetz erlaubt es, über Rechtsverordnungen, d. h. Anordnungen von exekutiven Behörden, Grundrechte massiv einzuschränken – dazu gehören die körperliche Unversehrtheit, die Versammlungsfreiheit, das Postgeheimnis, die Berufsausübung oder die Unverletzlichkeit der Wohnung. Auch wenn noch nicht alle Optionen des Rechts gezogen wurden, sind die Eingriffe ins öffentliche Leben massiv. Deshalb wurde und wird in Deutschland und andernorts immer wieder und immer drängender die Frage gestellt, ob die angeordneten strengen Maßnahmen gerechtfertigt sind.

Sind die angeordneten Maßnahmen notwendig? Hier hilft ein Blick auf die Biologie des Erregers. Im Gaumen-, Rachen- und Nasenraum vermehrt sich das Virus außerordentlich schnell. Später vermehrt es sich auch in den tiefen Lungengebieten und im Verdauungstrakt. Symptome entstehen erst Tage nach der Ansteckung. Nach neuen Ergebnissen wird das Virus nicht nur durch die bekannten Speicheltröpfchen übertragen, sondern kann sich in der Luft gelöst als Partikel über weite Strecken verbreiten. Übertragen wird das Virus von Mensch zu Mensch, also nicht allein durch Tröpfcheninfektion, sondern auch durch Aerosole: Dies macht einen großen Unterschied mit Blick auf die Frage, welche Abstände einzuhalten und welche persönlichen Schutzmaßnahmen – z. B. Atemmasken – notwendig sind, um eine Ansteckung zu vermeiden. Kontaktinfektionen sind nicht auszuschließen. Die Umgebung eines Infizierten ist demnach wohl ebenfalls infiziert. Die Tenazität des Virus, also seine Widerstandsfähigkeit und Überlebensdauer, scheint hoch zu sein. Die Umgebungstemperatur und Luftfeuchtigkeit scheinen dabei ebenso eine Rolle zu spielen wie die Oberfläche, auf der das Virus haftet. Es wird berichtet, dass man das Virus auch noch nach Tagen auf Papier und metallenen Oberflächen finden kann, diese Befunde sind aber umstritten. Viele Infizierte verspüren keine oder nur leichte Symptome. Dies ist anscheinend häufig bei Kindern der Fall. In der Ansteckungsphase sind aber auch die symptomlosen Betroffenen bereits hochinfektiös – dies sind die so genannten „silent carrier".

Aus der hohen Infektiosität und aus einer unbekannten Infektionsrate von „silent carriers" resultiert die hohe Verdopplungsrate des Virus. Die Basisreproduktionszahl oder Grundvermehrungsrate – die weiteren Infektionen, die von einer infizierten Person ohne Sicherungsmaßnahmen ausgehen – lag Anfang April für Deutschland bei 2,4 bis 3,3 während der ansteckenden Zeit (Infektiosität).[8] Bei einer Reproduktionszahl von 3 könnte also jeweils nach der minimalen Zeit für die Infektiosität eines neu Infizierten von 2,5 Tagen eine exponentielle Ausbreitung in der 3. Potenz eintreten. Das bedeutet, dass sich das Virus in einer ungeschützten, nichtimmunen Population rasend schnell reproduzieren würde. Die Centers for Disease Control and Prevention der USA nehmen, sofern keine eindämmenden Maßnahmen ergriffen werden sollten, eine Basisreproduktion von 5,7 an. Die Zahl der statistisch erfassten infizierten Personen – landläufig: der bestätigten Fälle – liegt nach derzeit vorliegenden Studien bei fünf bis neun Prozent der tatsächlich Infizierten. Das bedeutet, dass die Zahl der tatsächlich Infizierten – und damit die Dunkelziffer – zwischen elf bis 20 Mal höher liegen kann als angegeben.

Vorausgesetzt, dass 15 Prozent der Infizierten – manche geben bis zu 20 Prozent der Infizierten an – schwer erkranken, fünf Prozent beatmet werden müssen und zwischen ein bis drei Prozent sterben, ist leicht auszurechnen, was auf eine Bevölkerung und was auf die Gesundheitswesen zukommt: Pro Million Infizierter wären 150 000 bis 200 000 schwer erkrankt, 50 000 wären beatmungspflichtig und 30 000 Menschen würden vorzeitig sterben. In Deutschland hieße das vereinfacht, dass diese Zahlen mit 49 zu multiplizieren wären, wenn sich bei ungehemmter Ausbreitung etwa 60 Prozent der Bürgerinnen und Bürger infizieren würden, wie dies Schätzungen annehmen. Daraus würden sich rein rechnerisch geradezu vernichtende Zahlen an Schwer- und Schwerstkranken sowie Toten ergeben. Welches Gesundheitssystem könnte diesen Ansturm von Schwer- und Schwerstkranken bewältigen? Welche Gesellschaft könnte das zulassen?

„Flatten the curve" – „haltet die Kurve flach": Das war und ist folglich das gesundheitspolitische Mantra. In Deutschland lag die Verdopplungsrate anfänglich zwischen zwei bis drei Tagen. Da Heilmittel und Impfstoffe fehlen, sind Präventivmaßnahmen das probate Mittel. Diese können nur in angepasstem hygienischen Verhalten, in der Isolation der Keimträger, in der Behandlung der Kranken und im Schutz der Gesunden liegen. Hier sollten die getroffenen Maßnahmen ansetzen. Das gesundheitspolitische Ziel war es, die Zeit der Verdopplungsrate unter die Zeit der Infektiosität zu drücken. Das bedeutete, dass die öffentlichen Isolationsmaßnahmen so lange durchgehalten werden müssten, bis die Verdopplungsrate der positiv Getesteten länger als 14 Tage ist. Wie diese Isolationsmaßnahmen ausgestaltet wurden, wie mit ihnen umgegangen wurde und wird, welche Form von Akzeptanz, Widerstand und Kritik es gibt und was das über eine Gesellschaft verrät, wird später zu erörtern sein.

Literaturhinweise:

https://www.cdc.gov/coronavirus/2019-ncov/index.html (Stand 20.04.2020).

http://www.chinacdc.cn/en/COVID19/ (Stand 20.04.2020).

https://coronavirus.jhu.edu/ (Stand 19.04.2020).

https://www.rki.de/DE/Content/InfAZ/N/Neuartiges_Coronavirus/Steckbrief.html#doc13776792bodyText1 (Stand 17.04.2020).

https://www.who.int/emergencies/diseases/novel-coronavirus-2019 (Stand 20.04.2020).

2. „Skandalisierte Krankheiten" und „echte Killer" Historische und aktuelle Beispiele

AIDS und Sepsis

Diejenigen, die damals bereits zu alt waren, um „Null-Bock" zu haben, Popper oder Punker gewesen zu sein, gehören jetzt zur Corona-Risikogruppe. Sie werden sich noch an die HIV/AIDS-Epidemie der 1980er Jahre erinnern. Nach der Flower-Power-Kultur der Nach-68er-Jahre und der sexuellen Libertinage der Anti-Baby-Pillen-Generation schlug diese neue Krankheit ein wie eine mit Dreck, Schmutz, Scham und Schuld gespickte Fassbombe. Bis geklärt war, auf welchen – durchaus vermeidbaren – Wegen der Erreger verbreitet wurde, wurden die bedrohlichsten Szenarien diskutiert. Wann sind sämtliche Krankenhäuser in Deutschland mit AIDS-Kranken jeden Alters und Geschlechts überfüllt? Wer wird überhaupt diese Krankheit überleben – am Ende weltweit zwei Prozent? Diese und ähnliche Ängste wandten sich allmählich gegen so genannte Risikogruppen als vermeintliche Überträger. Das „Deutsche Ärzteblatt" präsentierte im Sommer 1984 Zahlen zu den bis dahin in Deutschland bekannt gewordenen Erkrankungsfällen und listete hier relativ unreflektiert als Risikogruppen „Homo- oder bisexuelle Männer", „Fixer", „Afrikaner", „Hämophile" und „andere", die gegebenenfalls mit sexuellen Kontakten in Haiti assoziiert wurden.[9] Als Kontrast erschien in demselben Heft ein Beitrag zur Homosexualität, der, ohne AIDS zu erwähnen, versuchte, Homosexualität zu entstigmatisieren. Die Reaktion in Leserbriefen war aus heutiger Sicht überraschend kontrovers und scharf. Der Autor wurde beschimpft ob seiner

„schamlosen Zügellosigkeit", von Ekel und von Sünde war die Rede.[10] Besonders im Zusammenhang mit der Ausbreitung des HI-Virus sprangen Politiker auf die Risikogruppenidee an, bedienten Vorurteile und appellierten an den Volkszorn: In „Sidatorien" sollten nach Meinung des Hetzers Jean-Marie Le Pen in Frankreich die positiv getesteten Menschen ihrem Ende entgegendämmern.[11]

Auch in Deutschland wurden konträre Szenarien diskutiert: Testen und Wegsperren – so die Peter-Gauweiler-Variante, Aufklären und an die Selbstverantwortung der Menschen mit riskanten Lebensgewohnheiten appellieren – so die Rita-Süssmuth-Variante. Die Gauweiler-Variante war ein Rückschritt noch hinter die bestehenden Gesetze und Verfahren zur Bekämpfung von Geschlechtskrankheiten. Die Süssmuth-Variante war ein revolutionärer Schritt. Die Idee, in einer offenen und freien Gesellschaft Menschen selbstverantwortlich handeln und leben zu lassen, war nicht neu, aber für die Bundesrepublik der 1980er Jahre, zumal nach der „geistig-moralischen Wende" Helmut Kohls, ein gewagter Schritt. Heute werden in Deutschland für die gesamte Zeit der HIV/AIDS-Epidemie seit den 1980er Jahren 140 000 positive Tests und etwa 29 200 an AIDS Gestorbene gezählt. Im Jahr 2018 starben etwa 440 Menschen in Deutschland an AIDS.[12]

Den aktuellen AIDS-Zahlen seien die aktuellen Zahlen der im Krankenhaus erworbenen Infektionen durch alle möglichen Krankenhauskeime gegenübergestellt: Nach einer neuen Schätzung des RKI wird die Zahl dieser so genannten nosokomialen Infektionen in Deutschland auf 400 000 bis 600 000 pro Jahr angegeben. Die Zahl der Todesfälle liegt zwischen 10 000 bis 20 000 pro Jahr. Die Todesfälle durch nosokomiale Infektionen sind allerdings nicht leicht zu bestimmen. Dies gilt auch deshalb, weil die Betroffenen oft an schweren Grunderkrankungen leiden, die bereits ohne Krankenhausinfektion häufig zum Tod führen. Auch bei Todesfällen, bei denen Covid-19 diagnostiziert wurde, ist bei schwerkranken Patienten die eigentliche Todesursache häufig unklar bzw. vielschichtig. Immerhin scheint sich die Covid-19-Pandemie in der deutschen Mortalitätsstatistik bisher nicht an einer vorderen Stelle niederzuschlagen.[13]

Noch schwerer ist die Zahl der Sepsis-Fälle in Deutschland zu ermitteln. Das Krankheitsbild ist sowohl von der Genese als auch vom Nachweis und der klinischen Ausprägung her so vielfältig, dass ständig neue übergeordnete Kriterien gesucht werden.[14] Das RKI weist keine Zahlen aus. Allerdings ist die Zahl der Sepsis-Fälle in Deutschland erheblich. Eine Studie im „Deutschen Ärzteblatt"[15] kam für das Jahr 2013 in Deutschland auf ca. 280 000 Fälle. Von diesen Patienten sind über 40 Prozent schwer erkrankt. Die Sterblichkeitsrate liegt fast bei 25 Prozent. 2013 sind in Deutschland 67 849 Menschen an einer Sepsis gestorben.

HIV-Positive und AIDS-Tote einerseits und andererseits Kranke und Tote aus Krankenhausinfektionen und Sepsis sind aufgrund der unterschiedlichen Infektionswege schwer zu vergleichen: Eine HIV-Infektion kann in den meisten Fällen relativ einfach vermieden werden, vor nosokomialen Infektionen und Sepsis ist hingegen niemand gefeit. Allerdings ist aus dem Vergleich der Zahlen eines deutlich geworden: Die alltägliche Not, der alltägliche Tod fallen in der gesamtgesellschaftlichen Sicht und in der Öffentlichkeit nicht weiter auf. Sie werden mitunter nicht einmal wahrgenommen. Die über 200 000 an Krebs Verstorbenen, die Deutschland jedes Jahr zu beklagen hat (235 700 im Jahr 2017), unterstreichen diesen Befund, wenn man bedenkt, welche Aufmerksamkeit ihnen im Vergleich zu AIDS oder jetzt Covid-19 in der öffentlichen Wahrnehmung eingeräumt wird.[16]

Hier ist eine Bemerkung zum Vergleich unterschiedlicher Krankheiten und Todesursachen angebracht. Für nicht in der Medizin tätige Menschen sind die Erfahrungen in ihrer unmittelbaren Lebenswelt, mit schwer Kranken, auch mit Sterbenden, vielleicht engsten Verwandten, ausschlaggebend. Es fällt ihnen daher schwer einzuräumen, dass Krankheiten und Todesursachen rein nach ihrer Zahl betrachtet werden, ohne das individuelle Leiden zu berücksichtigen. Die Forderung, allen Kranken, allen Sterbenden in gleicher, empathisch zugewandter Form zu helfen, gilt selbstverständlich für alle im Gesundheitswesen Tätigen. Niemand soll bevorzugt oder benachteiligt werden. Das gilt auch für Schwerstkranke und Sterbende, gleich ob bei unbeherrschbar schmerzenden Knochenmetastasen, gleich ob beim Locked-In-Syndrom bei schwerem Hirnschaden, gleich ob bei totaler Lähmung durch Amyotrophe Lateralsklerose (ALS), gleich ob bei schwerer Herzinsuffizienz, gleich ob bei größter Atemnot bei chronisch obstruktiven Lungenerkrankungen (COPD) oder Covid-19 – obwohl auch dem erfahrenen Krankenpfleger oder der alten Oberärztin der eine Fall nähergehen kann als der andere. Wer mag entscheiden, welches Sterben – es ist jeweils ein anderer, der stirbt – besonders schlimm und unerträglich ist?

Für Epidemiologen, für Demografen, für den Medizinhistoriker sind alle Krankheitstoten und -tode letztlich gleich einzuordnen, so belastend sie im Einzelfall gewesen sein mögen. Hier gelten die Zahlen, die darüber Auskunft geben, welche Krankheiten historisch, epidemiologisch und damit letztlich auch gesundheitspolitisch relevant sind. Das einzelne Schicksal kommt in diesen Betrachtungen nur höchst selten vor – und es kann in solchen Betrachtungen, bei denen es gegebenenfalls um große Zahlen geht, nicht berücksichtigt werden. Vier epidemiologische Kennzahlen sind hier von besonderer Bedeutung, um Todesursachen vergleichbar zu machen. Die Inzidenz bezeichnet die Zahl der Neuerkrankungen pro 100 000 Einwohner pro betrachtetem Zeitraum (in der Regel ein Jahr). Die Prävalenz bezeichnet die Zahl der Erkrankten in einer bestimmten Gruppe zu einem bestimmten Zeitpunkt. Mit Mortalität ist die Zahl der Todesfälle pro 100 000 Einwohner pro Zeiteinheit (meistens ein Jahr) gemeint. Die Letalität zuletzt erfasst, wie viele der erkrankten Menschen in einem gewissen Zeitraum an einer bestimmten Krankheit versterben.

Was ist eine „skandalisierte Krankheit"?

Damit zur Frage: Was ist, was macht eine Krankheit zu einer „skandalisierten Krankheit"? Ihr neues, ihr plötzliches Auftreten? Unklare Ursachen? Überfallartiges Hereinbrechen? Eine hohe Letalität? Viele sterben plötzlich? Eine hohe Inzidenz? Sehr viele erkranken? Die unklare, die unbekannte Drohung? Keine Heilmittel? Keine Impfung? Diese so ausdifferenzierten Fragestellungen würden u. a. nach sozialpsychologischen Antworten verlangen. Eine andere, eher kulturorientierte und medienwissenschaftliche Frage könnte lauten, wie das Bild einer „skandalisierten Krankheit" geschaffen wird. Mit welchen Bildern und Stereotypen wird die Krankheit besetzt? Welche Bevölkerungsgruppen werden mit ihr assoziiert? Welche medialen Erregungsräume dringen durch? Wie werden die Bilder verbreitet? Wie werden Bilder aufrechterhalten?

Beide genannten Faktoren – die Epidemie als solche und ihre Wege in den Medien – wirken im Skandalisierungsprozess zusammen. Die modernen „social media" spielen eine eigene Rolle: Viele Ereignisse in China verfolgen wir in Echtzeit auf unseren Tablets oder Smartphones mit, wir sprechen mit unseren Freunden in Südkorea oder Taiwan, in Europa oder in den USA und können deren Ängste, deren Hoffen miterleben. Bilder aus Italien bestimmen die deutsche Sorge vor Covid-19. Memes – die witzigen, aber auch ernsten Cartoons und Videos, die in sozialen Netzwerken und auf Kommunikationsplattformen kursieren – verstetigen solche Eindrücke. Aber: Ist dieses Problem, Krankheitsbilder zu schaffen, neu? Haben wir es nicht mit einer stereotypen Reaktion auf unbekannte Gefahren zu tun? Gab es nicht schon vor den sozialen Medien ähnliche Prozesse über Fernsehen, Radio, Zeitungen, Reisende, Herolde oder Boten?[17]

Hier lautet die Fragestellung also genauer: Was verbirgt sich, auch in der Rückschau, unter dem Aspekt des abgeschlossenen, nicht mehr änderbaren und damit der historischen Analyse zugänglichen Geschehens – hinter einer „skandalisierten Krankheit"? Wie sind die Ansteckungswege? Welche Symptome werden wahrgenommen? Wie sind die individuellen, wie die öffentlichen Reaktionen? Was sind subjektive Eindrücke, was sind objektive, z. B. epidemiologische Daten? Kurz: Wie reagierten Medizin und Gesellschaft in vorhergehenden Pandemien auf derartige Nachrichten? Dies wäre dann ein medizinsoziologischer und medizinhistorischer Fragenkomplex.

Cholera und der gemeine Durchfall

Ein herausragendes Beispiel für eine solche Betrachtungsweise bietet *die* Seuche des 19. Jahrhunderts, *die* Seuche der beginnenden Industrialisierung, *die* Seuche des Imperialismus mit wachsendem Schiffs- und Güterverkehr, die die Welt weiter verflochten haben. Marx (1818–1883) und Engels (1820–1895) schilderten in ihrem „Kommunistischen Manifest" diese Entwicklung Mitte des 19. Jahrhunderts als „Exploitation des Weltmarkts", die den Handel mit Rohstoffen, mit Gütern, Vor- und Fertigprodukten ausdehnte und letztlich auch Produkte des Geistes vergesellschaftete.[18] Die

Seuche, der dieses Schrumpfen von Raum und Zeit bei ihrer Verbreitung half, war die Cholera. Im 19. Jahrhundert durchstreifte, jeweils von Indien ausgehend, eine Reihe von Cholerazügen die ganze Welt. Die zweite Pandemie war diejenige, die 1831 von Asien über Russland nach Westen vordrang und 1832 über Belgien und Frankreich die Britischen Inseln und dann die USA erreichte. Diese Pandemie war die erste Begegnung Europas mit der asiatischen Cholera.

Die Reaktionen in Europa waren atavistisch: Die Menschen fielen in längst überholt geglaubte, primitive Verhaltensweisen zurück. Auch dies ist ein Kennzeichen derartiger Seuchen, das es festzuhalten gilt. Angesichts der Cholera versanken hochzivilisierte Weltstädte im Chaos. Eindrücklich hat dies Heinrich Heine (1797–1856) in den Berichten aus Paris geschildert, die er 1832 unter dem Titel „Französische Zustände" in der Augsburger „Allgemeinen Zeitung" veröffentlichte. Am 29. März langte die Seuche in Paris an, ein „Karneval", ein öffentlicher Mummenschanz, sollte der Gefahr spotten, aber: Auf offener Straße brachen die Menschen zusammen, Entsetzen und Hilflosigkeit machten sich breit, die Infizierten wurden gemieden, Kranke und Sterbende wurden verlassen (Abbildung 1). „Giftmischerei" sollte die Ursache des großen Sterbens sein, „Verdächtige" wurden von aufgebrachten Passanten erschlagen, die Aufklärung war vergessen, es herrschte die blanke Angst.[19] Diese und ähnliche Reaktionen wiederholten sich ständig – und wurden stereotyp auch ständig wieder berichtet. Bei nahezu jeder Pandemie gab es Phänomene der Ausgrenzung, der Stigmatisierung und der Verdächtigung und Denunziation. Heute sind die Verweise auf Karnevalisten oder Skifahrer, die Denunziation von Jugendlichen, die sich trotz Kontaktsperre treffen, oder die blanke Angst in einigen Zeitungen die Zutaten, die die Berichterstattung zur Corona-Pandemie würzen und den lesenswerten Skandal produzieren.

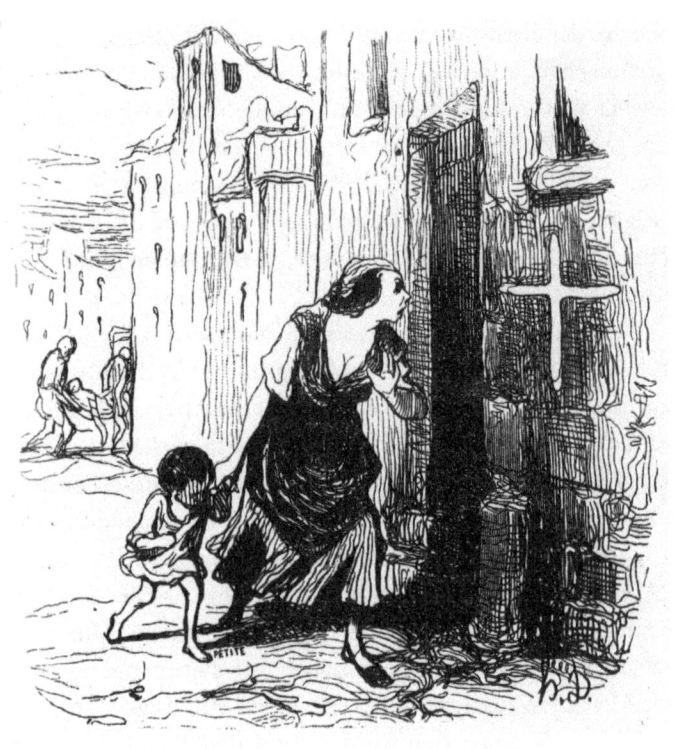

Abbildung 1: Honoré Daumier (1808–1879): Cholera, France 1841.

Aus diesen Nachrichten des 19. Jahrhunderts und der Geschichtsschreibung ergibt sich leicht der Eindruck, die Cholera sei eine
jener Krankheiten gewesen, die an der Spitze der Krankheits-
und Sterblichkeitsstatistiken stand. Bereits ein kurzer Blick in
die – übrigens ersten – übergreifenden Daten zu den Krankheits-
und Todesursachen der Zeit zeigt etwas völlig anderes. Aus den
Berechnungen Friedrich Oesterlens (1812–1877) ergibt sich
beispielsweise für die Sterblichkeit in England zwischen 1850
und 1859, dass in der Klasse der „zymotischen Krankheiten", also
der durch Gärung entstandenen Krankheiten, aus der Gruppe

der „miasmatischen Krankheiten", also durch giftige Dämpfe verbreiteten, die Cholera erst an achter Stelle der Todesursachen genannt wird, führend nur im Jahre der berüchtigten Epidemie von 1854.[20] Die Spitze der Todesursachen innerhalb dieser Gruppe wurde von Scharlach, Typhus und Diarrhöe eingenommen. Mit großem Abstand folgten Pertussis (Keuchhusten), Morbilli (Masern), Croup (Pseudokrupp), Variola (Pocken) und dann erst Cholera. Von den acht häufigsten Todesursachen der bei Oesterlen genannten Gruppe waren fünf Krankheiten des Kindesalters – sie verursachten die höchste Sterblichkeit.

Die moderne historische Demografie kann dieses Urteil nur bestätigen: Hauptursache der Übersterblichkeit in den Städten war keinesfalls die Cholera, Hauptursache war mit Abstand die Säuglingssterblichkeit. Sie konnte in besonders betroffenen Städten in armen Stadtteilen annähernd 50 Prozent erreichen. Um es auszuschreiben: Fast jedes zweite Neugeborene verstarb, bevor es das erste Lebensjahr überlebt hatte. Hauptursache für die hohe Säuglingssterblichkeit war wiederum der gemeine Durchfall – und keine irgendwie komplizierte Krankheit.[21]

Skandalisierte Krankheit: Wissenschaftslogiken versus Inszenierungslogiken

Wir müssen also schließen: Die Aufmerksamkeitsschwelle gegenüber öffentlichen Gesundheitsgefahren ist keineswegs allein durch alltägliche Not oder alltäglichen Tod gegeben. Die öffentliche Aufmerksamkeit wird üblicherweise durch „skandalisierte Krankheiten" beherrscht. Eine „skandalisierte Krankheit" ist eine Krankheit, deren tatsächliche Bedeutung aus epidemiologischer Sicht in einem „merkwürdigen" Missverhältnis zu ihrer Wahrnehmung und zu den Reaktionen im öffentlichen Raum steht.

Das spiegelt sich in der medialen Reaktion. Die Medien erfüllen dabei auch eine politische Funktion. Sie sollenProbleme erkennen und Lösungsstrategien diskutieren. Nachrichten haben hier einen unterschiedlichen Wert. Sie folgen bestimmten „Selektions-, Interpretations- und Inszenierungslogiken".[22] Zu Nachrichtenfaktoren gehören nach Michael Jäckel[23] u. a. der Schwellenwert der Auffälligkeit, den ein Ereignis überschreiten muss, damit es registriert wird, und seine Erzählbarkeit. Je eindeutiger und überschaubarer ein Ereignis ist, desto besser eignet es sich als Nachricht. Ferner wirkt sich die persönliche Betroffenheit, die ein Ereignis auslöst, positiv auf seinen Nachrichtenwert aus, der noch gesteigert wird, je mehr ein Ereignis mit vorhandenen Vorstellungen und Erwartungen übereinstimmt. Wenn sich dabei noch überraschende Momente ergeben und das Ereignis über eine gewisse Dauer berichtet worden ist, erhöht sich die Chance, auch weiterhin von den Medien beachtet zu werden. Nicht zuletzt spielt es auch eine Rolle, ob das, was berichtet werden soll, positiv oder negativ bewertet wird. Dabei ist augenfällig, dass eine Nachricht umso stärker von den Medien beachtet wird, je mehr sie auf Konflikt, Kontroverse, Aggression, Zerstörung oder Tod bezogen ist. Balance, Ausgleich und eine Variation des Nachrichtenbildes wirken dabei eher störend und langweilen.

Der Skandal und die „skandalisierten Erkrankungen" bestimmen auch die Maßnahmen öffentlicher Gesundheitssicherung. Sie erfolgen weder rein „krankheitslogisch" noch rein „wissenschaftslogisch".[24] Vielmehr bildeten – und bilden – akute und/oder bedrohliche Seuchen die herausragenden Argumentationsfiguren, um öffentliche Gesundheitsleistungen zu diskutieren und durchzusetzen. Diese Seuchen können zwar, müssen aber keinesfalls immer die häufigsten oder gar schwerwiegendsten Gefahren für die öffentliche Gesundheit sein. Offenbar haben die öffentlichen Gesundheitsleistungen keinesfalls immer auf den rationalen Wegen und mit den Ergebnissen gewirkt, die ihnen unterstellt wurden. Das heißt auch: „Skandalisierte Krankheiten" richten die öffentliche Aufmerksamkeit auf gesellschaftliche Prozesse, die häufig bereits im Gange sind.

Eben hier liegt die Bedeutung einer historischen Demografie und Epidemiologie. Die historische Demografie und Epidemiologie sind geeignet, die historischen Phänomene auf ihre „wahre" Bedeutung im Angesicht von Krankheit und Tod hin zu bewerten. Dabei erlauben die historisch-demografische und die historisch-epidemiologische Perspektive des Aspekts „Gesundheit und Gesellschaft" keineswegs nur bemerkenswerte Erkenntnisse über die Bevölkerungs-, Mortalitäts- und Morbiditätsstrukturen in ihrem Wandel in der Zeit. Die quantitative Analyse erlaubt weiterhin zumindest zweierlei: Einmal ist es möglich zu prüfen, ob die im öffentlichen Raum so wirksamen „skandalisierten Krankheiten" tatsächlich auch epidemiologisch, also mit Blick auf die übrigen Krankheiten und Todesursachen, so „bedeutend" waren, wie sie scheinen, oder ob nicht gänzlich unbekannte, zumindest ungenannte Krankheiten die tatsächlichen „Killer" waren; zum Zweiten erlauben entsprechende Untersuchungen festzustellen, welche der durchgesetzten gesundheitspolitischen Maßnahmen tatsächlich in welchem Umfang wirkten.

Eben hier liegt schließlich auch die Bedeutung der Epidemiologie und Statistik in der aktuellen Gesundheitssicherung – sei es im öffentlichen, sei es im individualärztlichen Bereich. Der „Bias", die Verzerrung öffentlicher Hysterie – eben durch „skandalisierte Krankheiten" – oder der „Bias" individual-ärztlich zufälliger Wahrnehmungen und Erfahrungen wird durch eine übergeordnete Betrachtung korrigiert. So erlaubt die permanente epidemiologische Berichterstattung, das wahre Gefährdungspotenzial einer gesundheitlichen Bedrohung abzuschätzen und ebenso valide wie effiziente Maßnahmen abzuleiten. Angesichts der SARS-Hysterie im Frühjahr 2003 war das Robert Koch-Institut in Berlin daher immer auch ein Zentrum kompetenter Ruhe und Gelassenheit, aus der ebenso präzise wie einfache Anordnungen für den Umgang mit Krankheitsverdächtigen folgten.

Das Gleiche gilt für die ärztliche Praxis: Hier setzte sich mit der so genannten „evidence based medicine" und den „Cochrane-Gruppen" inzwischen eine eigene Kultur epidemiologisch-statistischer Validierung diagnostischer und therapeutischer Maßnahmen durch, die zwar dann nicht unumstritten ist, wenn sie zum Dogma wird, aber von allen Seiten in ihrem großen Wert anerkannt wird. „Evidence based" meint, dass Ärztinnen und Ärzte medizinische Entscheidungen möglichst auf der Basis der besten zurzeit verfügbaren externen Forschungsergebnisse (evidence) fällen sollen. Die Frage der Bewertung wird von den Vertretern der EBM mit einer fünfstufigen Skala von „evidence" beantwortet, an deren Spitze der „Goldstandard" einer systematischen Übersichtsarbeit auf der Basis methodisch hochwertiger, randomisierter, kontrollierter Studien steht und deren Ende der Bezug auf respektierte Autoritäten, Expertenkommissionen und beschreibende Studien bildet. Ohne Basiskenntnisse der Biostatistik und ohne Zugang zur jeweils neuesten Studienlage jedoch kann es eine „evidence based medicine" nicht geben. Deswegen sind barrierefreie Zugänge zu Literatur und weltweiter Austausch ein unverzichtbarer Teil in Praxis, Wissenschaft und Forschung.

„Skandalisierte Krankheiten" – und Covid-19

Das Phänomen der „skandalisierten Krankheit" gibt es heute also wie früher. Daher abschließend die Frage: Was sind heute

„vergessene Krankheiten"? Woran sterben die Menschen wirklich, während wir uns international über Covid-19 aufregen?

Dazu ein Hinweis auf die Kindersterblichkeit in Afrika heute: Im WHO-Fact-Sheet „Reducing Mortality from Major Killers of Children" von 1998 lesen wir, dass jedes Jahr mehr als 11 Millionen Kinder an den Folgen schlechter Ernährung sterben. Sieben von zehn Todesfällen in armen Ländern („developing countries") gingen auf das Konto von fünf Ursachen: Lungenentzündung, Durchfall, Masern, Malaria und Mangel- bzw. Fehlernährung.[25]

Fünf Jahre später stimmten diese Angaben immer noch. In einer Pressenachricht der WHO vom 25. April 2003 lesen wir über die Malaria, dass ca. 20 Prozent der Weltbevölkerung – vornehmlich aus den ärmsten Ländern der Welt – von dieser Erkrankung bedroht seien. Malaria verursacht mehr als 300 Millionen Erkrankungen und eine Million Todesfälle pro Jahr. 90 Prozent der Toten kommen aus dem subsaharischen Afrika, und die meisten der Verstorbenen sind unter fünf Jahre alt. Malaria tötet alle 30 Sekunden ein afrikanisches Kind.[26] Im „World Malaria Report 2019" heißt es zuletzt wieder, dass Kinder unter fünf Jahren die von Malaria gefährdetste Gruppe darstellen – 67 Prozent (272 000) aller Malariatoten seien im Jahr 2018 auf diese Gruppe entfallen.[27]

Die Malaria ist also – besonders unter Kindern – historisch und heute noch der größte Killer aller Zeiten und nicht skandalisiert. Vielleicht 50 Milliarden der gesamten Weltbevölkerung, die jemals lebte, sind an der Malaria verstorben, davon 200 Millionen in den letzten Jahrhunderten.

Bis weit in das 20. Jahrhundert hinein waren auch die Pocken weltweit der große Killer. Vor der allgemeinen und weltweiten Impfung sind allein im 20. Jahrhundert bei einer Letalität von ca. 30 Prozent etwa 500 Millionen Menschen gestorben, darunter wieder vor allem Kinder.

An der Tuberkulose – einer re-emerging-disease (das heißt wiederkehrende Krankheit) – sterben auch heute noch jährlich eineinhalb bis zwei Millionen Menschen. In den letzten beiden Jahrhunderten dürften hochgerechnet etwa eine Milliarde Menschen an der Tuberkulose gestorben sein.

Wenn wir derartige Erkrankungs- und Todeszahlen betrachten, sollten wir uns stets ins Gedächtnis rufen, dass sowohl historisch wie aktuell völlig andere Verhältnisse in unterschiedlichen Räumen der Welt gegeben waren und noch gegeben sind. Und auch das hatte und hat Einfluss auf unsere Wahrnehmung der „skandalisierten Krankheiten".

Ist Covid-19 nun also eine skandalisierte Krankheit? Ja und nein! Werden die aktuellen Infektions- und Todeszahlen im Vergleich zu anderen „echten Killern" gesehen – wie etwa den Influenza-Epidemien von 1959 oder 1969 – sind die Covid-19-Zahlen in der Tat noch gering. Trotzdem werden Städte, Regionen, Nationen weltweit in nie dagewesener Weise angehalten: Also ja, eine „skandalisierte Krankheit". Aber wir haben aus der SARS-Pandemie von 2002/03 und der MERS-Epidemie von 2012 gelernt, wie rasch sich Coronaviren verbreiten und welche Morbiditäts- und Mortalitätsraten das zur Folge haben kann. Mit Blick auf das Potenzial von SARS-CoV-2 kann die durch das Virus ausgelöste Epi- und Pandemie dazu führen, dass auch das am besten vorbereitete Gesundheitswesen der Welt in kurzer Zeit einbricht – und es nachfolgend zu hohen Krankheits- und Todesraten kommt. Die Berichte aus Kliniken belasteter Regionen und der nachweisbare Mangel an Desinfektionsmitteln, Masken und anderen Schutzmitteln sprechen ebenfalls für eine (menschengemachte) Ausnahmesituation.[28] Ärzte und Patienten sehen im Krankenhaus ausschließlich Patienten mit denselben Symptomen und derselben Krankheit. Mit dem frühen Einschreiten soll also so schnell wie möglich zunächst die Funktionsfähigkeit der medizinischen Versorgung sichergestellt werden, um dadurch kurz- bis mittelfristig Krankheiten zu vermeiden und Menschenleben zu retten: Also nein, keine „skandalisierte Krankheit", sondern ein potenziell „echter Killer".

Literaturhinweise:

Briese, Olaf: Angst in den Zeiten der Cholera. 4 Bände. Berlin: Akademie Verlag 2003.

Evans, Richard J.: Tod in Hamburg. Stadt, Gesellschaft und Politik in den Cholera-Jahren 1830–1910, Reinbek: Rowohlt 1990.

Honigsbaum, Mark: The pandemic century. One hundred years of panic, hysteria, and hubris. London: Hurst 2018.

Taylor, Steven: The psychology of pandemics. Preparing for the next global outbreak of infectious disease. Cambridge/UK: Cambridge Scholars 2019.

Tümmers, Henning: AIDS – Autopsie einer Bedrohung im geteilten Deutschland. Göttingen: Wallstein 2017.

3. Mehr als Fieber und Tote
Seuchen, die Geschichte machten

Die Katastrophenszenarien und die militarisierte Sprache einiger Staatsführer und möglicher Kanzlerkandidaten sind inzwischen alltäglich zu hören. Krankheit ist Krieg, das Virus der Feind: Vernunft, Entbehrung und Zusammenhalt sollen helfen, den Krieg zu gewinnen, ebenso sollen die kostbaren, keineswegs allen zugänglichen Gesundheitsleistungen nach einer Triage zugeteilt werden. Eine solche Redeweise hat Tradition in der Immunologie und Bakteriologie. Die Quellmetapher ist der Krieg, die Zielmetapher die Medizin. Der NS-Propagandafilm „Robert Koch, der Bekämpfer des Todes" mit Emil Jannings (1884–1950) in der Titelrolle drehte dieses Verhältnis wieder um – wie die ganze Propagandamaschine des Nationalsozialismus in Anlehnung an eine schon im Kaiserreich geübte Sprachpraxis. Die inzwischen in der medizinischen Sprache angekommene Rede vom Kampf dem Bakterium, das von außen in den Körper eindringt, wurde zurück in die politische Arena übertragen. Jetzt wurde um die Idee geworben, dass der Volkskörper durch Elemente von außen gefährdet sei.[29]

Aber ist Krankheit Krieg und Krieg Krankheit? Handelt es sich um die gleiche Katastrophe? Gleich, welche Sprachregelungen, welche Narrative, gleich, welche Bevölkerungsgruppen zu Aufmerksamkeit und Gehorsam verpflichtet werden sollen: Was sind die „Seuchen-Szenarien", die uns Todesfurcht einflößen sollten? Eine Referenzgröße für die aktuelle Debatte ist dabei die Seuchengeschichte. Die Suche nach ansteckenden Krankheiten, die im kulturellen Gedächtnis geblieben sind, und die Frage danach, welche katastrophischen Seuchen vergessen wurden, sollen den Blick dafür schärfen, was dazu beiträgt, in den Köpfen heutiger Betrachter Apokalypsen heraufzubeschwören.

Der „Schwarze Tod" und der Streit um den Erreger

Die ikonische Seuche in der Geschichte Europas ist der „Schwarze Tod", die Pestepidemie der Jahre 1346 bis 1353. Der „Schwarze Tod" ist das Synonym für das unausweichlich massenhafte Sterben vieler Menschen in kürzester Zeit. In der Kunst hat die Pest unvergleichliche Zeugnisse hinterlassen, darunter in der Literatur das „Il Decamerone" eines Giovanni Boccaccio (1313–1375), abgefasst wohl in den Jahren des „großen Sterbens", bis zu „Die Pest" eines Albert Camus (1913–1960) aus dem Jahr 1947 – ein Buch, das allerdings eher als das schleichende Umsichgreifen der politischen Seuche des Faschismus gelesen werden kann. 1346 kam der „Schwarze Tod" keineswegs überraschend. Die Pest war in der Asiatischen Steppe, bis heute ein klassisches Reservoir des Pesterregers, ausgebrochen und über Land- und Seewege bis 1345 an die Grenzen Europas vorgedrungen. Über den Seehandel im Schwarzen Meer und im Mittelmeer gelangte die Pest 1348 in die Häfen Italiens und Südfrankreichs. Von dort breitete sie sich mit einer Geschwindigkeit von ca. 30 Kilometer pro Tag in Europa aus – das ist ungefähr die Strecke, die ein Reisender zu der Zeit an einem Tag zurücklegen konnte.

Die Zahl der Todesopfer ist nicht bekannt und kann nur annähernd geschätzt werden: In einzelnen Städten können 80 Prozent der Menschen der Seuche erlegen sein, in anderen 15 Prozent. Große Gebiete Europas wurden in der ersten Pestwelle nicht berührt – etwa Belgien, Polen oder Süddeutschland. Gleich ob 50 oder 80 Millionen Menschen gestorben sein sollten, was die große Zahl der Erkrankten und der Todesfälle für Familien oder Gemeinwesen bedeutete, ist kaum auszumalen. Das Leben in Familie und Gemeinschaft fiel auseinander, die einen versuchten, sich zu retten, andere sorgten sich um die Kranken, die einen glaubten an die verdiente Strafe Gottes, die anderen ergingen sich in Vergnügen und Laster. Das Ansehen von Kirche und Obrigkeit, die der Seuche hilflos gegenüberstanden, verfiel. Es wurden Schuldige gesucht – meist Minderheiten: In Europa waren es die Juden, die in Pestpogromen erschlagen und verbrannt wurden. Letztlich löschte die Pest ganze Generationen aus. Das Leben und Arbeiten in den Familien, in den Städten und auf dem Land musste neu geordnet werden, weil es für viele Aufgaben und Stellen niemanden mehr gab. Landwirtschaft, Handwerk, Zünfte, Innungen etc. mussten sich neu erfinden – auf lange Sicht kam es zu einem wirtschaftlichen Aufschwung unter neuen Arbeitsformen.[30] Letztlich, so meinen Kulturwissenschaftler, erschütterte die Pest die Glaubens- und Lebenswelten des Mittelalters und bereitete den Boden für die Renaissance.[31] Pestbilder bestimmen bis heute die Kultur. Immer wiederkehrende Pestmotive stellen den Tod in verschiedensten Varianten meistens als Skelett dar, wie er mit Totgeweihten oder Toten tanzt, die Menschen mit der Sense dahinrafft (Abbildung 2). Diese Bilder haben die Menschen heute im Kopf, wenn sie von einer Seuche hören.

Langfristige Wirkungen auf die ersten Anfänge einer öffentlichen Gesundheit hatten die lokalen und regionalen Pestepidemien, die nach dem Schwarzen Tod in regelmäßigen Abständen wiederkehrten. Lokal zeigten sie interessante Varianten, so beispielsweise eigens gefertigte Tragen, um die Kranken aus der Stadt zu schaffen.[32]

Auf die öffentliche Gesundheit wird später einzugehen sein. Eine – methodische – Frage sei aber hier nachgetragen: Nahezu über Jahrhunderte haben sich Historiker gestritten, um was

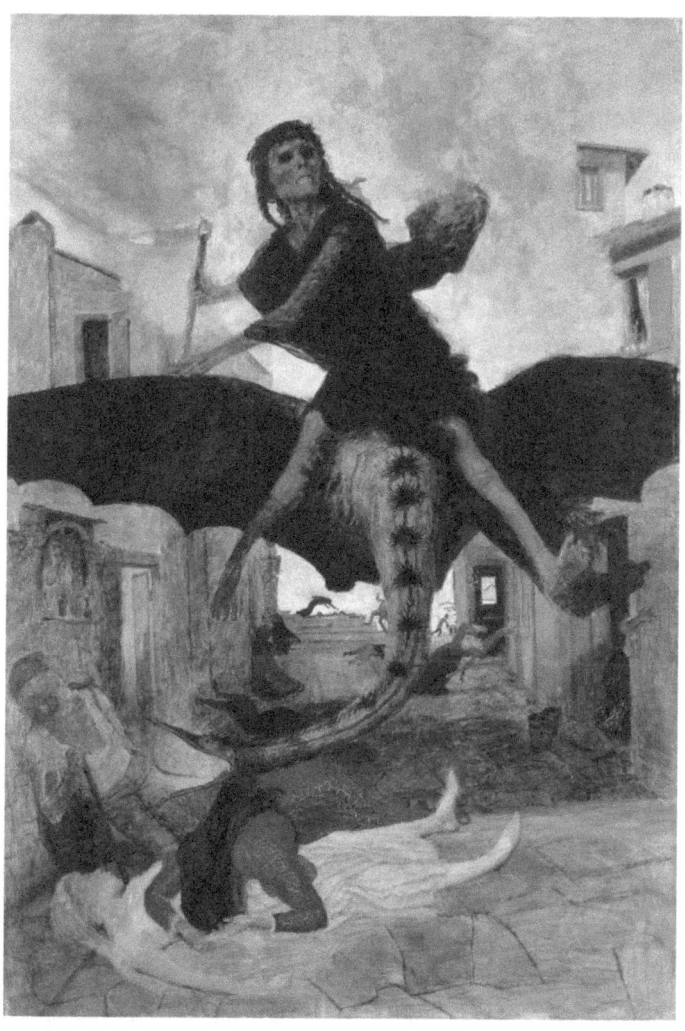

Abbildung 2: Arnold Böcklin (1827–1901) – Die Pest. Kunstmuseum Basel

für eine Seuche es sich beim Schwarzen Tod gehandelt haben mag: Pocken, Fleckfieber, Cholera, Typhus, Milzbrand und andere Infektionserreger wurden auf tausenden von Seiten, in tausenden von Vorträgen im heftigsten Streit als mögliche Diagnosen erörtert. Durch moderne molekularbiologische Methoden konnte nachgewiesen werden, dass es sich beim Erreger des „Schwarzen Todes" – der Pest von 1346 bis 1353 – aus heutiger Sicht einwandfrei um Yersinia pestis gehandelt hat.[33] Es handelte sich also um den Erreger der Pest, der während der Dritten Pest-Pandemie Ende des 19., Anfang des 20. Jahrhunderts von dem Tropenarzt Alexandre Yersin 1894 in Hongkong entdeckt worden ist. Ein Ausläufer dieser Pandemie verursachte im Winter 1910/1911 auch die berüchtigte „Mandschurische Pest": Diese Pest war keine klassische Bubonen-Pest, also eine durch Flohbisse hervorgerufene periphere Infektion mit geschwollenen Lymphknoten – den Bubonen. Vielmehr wurde diese Pest durch Tröpfchen von Mensch zu Mensch übertragen und führte als Lungenpest bei jeder Infektion unweigerlich in kürzester Zeit zum Tode.

Die „Attische Seuche" und die Frage nach der Epidemie

Eine andere berühmte Pest ist die so genannte „Attische Seuche" in den Jahren 430 bis 426 v. u. Z. in Athen. Der griechische Historiker Thukydides (454 – ca. 396 v. u. Z.), einer der Urväter der europäischen Geschichtsschreibung, hat diese Seuche eingehend beschrieben. Im Lateinischen wird diese Seuche „Pestis" genannt, im klassischen Griechisch „Loimos". Welcher Auslöser sich hinter diesen allgemeinen Begriffen verbarg, ist bis heute umstritten. Im Peloponnesischen Krieg, in dem um die Vormacht unter den griechischen Stadtstaaten gekämpft wurde, wurde Athen von den Spartanern belagert. Die Einwohner Athens und des Umlandes waren dicht gedrängt im Hafengebiet und in der Stadt zusammengepfercht. Insgesamt fiel dieser „Pest" wohl ein Drittel der Bevölkerung Athens zum Opfer. Die Pest wird für die Niederlage Athens und letztlich für das Ende der Kultur der griechischen Stadtstaaten und damit für die klassische Kultur Griechenlands insgesamt verantwortlich gemacht.

Doch hier ist der eigentliche Keim der Seuche noch ungeklärt. Diskutiert werden in erster Linie Erreger, die eng zusammengedrängte, schlecht ernährte Menschen befallen und unter miserablen hygienischen Umständen weitergegeben werden. Genannt wird vor allem Fleckfieber (Typhus exanthemicus), es werden aber immer wieder auch viele andere Krankheiten ins Spiel gebracht, die von der Pest, die es allein aufgrund der Symptome, die Thukydides schildert, nicht gewesen sein kann, bis zu Pocken oder Milzbrand reichen. Molekularbiologische Untersuchungen weisen zwar auf Salmonellen hin, aber auch dies ist umstritten.

Damit stellt sich die Frage: Ergibt die rückwirkende Klärung eines Erregers überhaupt Sinn? Die Zuschreibung eines Erregers, der erst Ende des 19. Jahrhunderts beschrieben wurde, auf eine mehr als 2400 Jahre zurückliegende Seuche täuscht zunächst eine epidemiologische Präzision im heutigen Sinne vor, die seinerzeit nicht gegeben war. Des Weiteren unterläuft sie Deutungszusammenhänge und Erklärungsmodelle aus der Epoche selbst. Zuletzt stülpt sie der Vergangenheit eine damals noch nicht in Szene gesetzte Gegenwart über. Es handelt sich hier um eine Situation wie auf einer Theaterbühne, in der man Szenen eines Stücks ein zweites Mal aufführen lässt, nun aber mit Personen aus anderen Szenen. Trotzdem kann eine solche Re-Inszenierung sinnvoll sein, es ist jedoch immer im Blick zu behalten, was eigentlich gespielt wird. Methodisch heißt das: Welches Erkenntnisinteresse treibt die Analyse an? Das aktuelle naturwissenschaftlich-medizinische Interesse muss von historischen Interessen unterschieden werden. Pest war lange Zeit ein Universalbegriff für die verschiedensten epidemisch auftretenden verheerenden Seuchen. Erst 1894 wurde daraus die Krankheit, die mit dem Keim Yersinia pestis einhergeht.

Der Historiker fragt, wie eine Seuche von den Zeitgenossen erlebt wurde, wie sie gedeutet wurde, was unternommen wurde, um sie zu behandeln, welche sozialen Folgen die Epidemie hatte, welche politischen Maßnahmen ergriffen wurden, welche wirtschaftlichen Effekte die Maßnahmen nach sich zogen etc. Der Paläopathologe fragt, durch welchen Virus oder welches Bakterium sie verursacht worden ist.[34]

Pocken und Syphilis oder der Austausch zwischen den Kontinenten

1519/1521 eroberte der iberische Abenteurer Hernán Cortés (1485–1547) mit wenigen spanischen Söldnern das heutige Mexiko. Wie war das möglich? Schusswaffen, Pferde, Taktik, List, Betrug, Fortune – das alles wird ins Feld geführt. Bekannt ist auch: Cortés und die wenigen überlebenden Spanier – etwas mehr als 400 – befanden sich im Juli 1520 in einer aussichtslosen Lage. In dieser Zeit brach aber unter den Azteken eine Pockenepidemie aus, die innerhalb weniger Monate 40 Prozent der einheimischen Bevölkerung hinwegraffte. Diese Epidemie rettete die spanischen Eroberer, sie konnten ihren Feldzug fortsetzen. Die indigene Bevölkerung Mexikos ging in den Jahren 1519 bis 1565 von 25 Millionen auf 2,5 Millionen Menschen zurück. Wesentliche Ursache für diesen rapiden Bevölkerungsschwund waren die durch die Europäer eingeschleppten Krankheiten.

Heute wird die kriegsentscheidende Wirkung der Pocken in Südamerika damit erklärt, dass die Europäer diese Infektionen als Kinder überlebt und daher eine Resistenz entwickelt hatten, während die indigene Bevölkerung mit diesen Krankheiten noch nie in Berührung gekommen war. Das betrifft aber nicht nur die Pocken. Auch Masern, Mumps, Influenza, Typhus, Tuberkulose, später auch Malaria, Cholera und Gelbfieber brachten die Europäer nach Südamerika. Zwischen 1520 und 1580 starben ungefähr 80 Prozent der Ureinwohner Mittelamerikas durch eingeschleppte Seuchen.[35] Von Mittelamerika aus breiteten sich die Krankheiten nach Süd- und Nordamerika aus. So führte die Eroberung der beiden Amerikas wohl zu dem größten von Menschen verursachten Menschenopfer aller Zeiten. Schätzungen gehen dahin, dass bis zu 70 Prozent aller Ureinwohner beider Amerikas an bis dahin unbekannten Krankheiten starben.

Allerdings war der „Import" von Bakterien und Viren keine Einbahnstraße. Der „columbian exchange", so der Titel des berühmten, 1972 zunächst in kleiner Auflage in einem kleinen Verlag veröffentlichten Buches von Alfred W. Crosby (1931–2018), umfasst den gesamten Austausch zwischen der Alten und der Neuen Welt. Crosby begründete mit dieser Arbeit die globale ökologische Geschichtsschreibung. Als Pionier ging er auf den gesamten biologischen und kulturellen Austausch zwischen der Alten und der Neuen Welt ein.[36] Mais, Kartoffeln, Tomaten und andere Nachtschattengewächse, Erdnüsse und viele andere Früchte mehr gelten heute im Alltagsleben als traditionelle europäische Früchte, stammen aber aus Mittel- und Südamerika. Dort waren wiederum Pferde, Esel, Kühe oder Schafe unbekannt. Die Kultur der Prärie-Indianer in Nordamerika ist erst durch spanische Pferde möglich geworden. Anhand molekularbiologischer Studien zu verschiedenen Krankheitserregern kann heute Schritt für Schritt verfolgt werden, wie sich die weißen Siedler in den USA oder Kanada über das Land verteilten. So zeigt beispielsweise Caitlin Pepperell, dass die Ausbreitung der Tuberkulose in Kanada dem Pelzhandel zwischen der eingeborenen Bevölkerung und den

Pelzhändlern folgte, aber erst unter bestimmten ökologischen Verhältnissen zum Ausbruch kam.[37]

Haben sich die „Indianer" gerächt? Tatsächlich tauchte nur wenige Jahre nach der „Entdeckung Indiens" durch Christoph Kolumbus (1451–1506) auch in Europa eine neue Seuche auf – und zwar 1494 in Neapel. Von dem berühmten Arzt Girolamo Fracastoro (ca. 1477–1553) wurde sie in einem Lehrgedicht mit dem Namen „Syphilis" belegt. Damals wurde die Krankheit aus einer besonderen Konjunktion der Sterne erklärt. Empirisch wurde allerdings bald vermutet, dass die Krankheit in irgendeiner Weise mit den „obscenis" – dem „Gemächte" – und dem Geschlechtsverkehr einherging. Heute wissen wir, dass die Syphilis durch das Treponema pallidum aus der Gruppe der Spirochäten ausgelöst wird. Reservoir für dieses Bakterium ist der Mensch, das Bakterium ist für den Menschen obligat pathogen.

Allerdings waren andere Krankheiten, die, wie wir heute wissen, ebenfalls durch Spirochäten hervorgerufen werden, in der Alten Welt seit langem bekannt. Ein Verwandter des Syphiliserregers löst beispielsweise die Frambösie aus, eine heute nicht venerische Tropenkrankheit, die zwar nicht zum Tode führt, aber Haut und Knochen fürchterlich entstellen kann. Frühe Berichte über eine neue „Franzosen-Krankheit", etwa die Klagen des Ulrich von Hutten (1488–1523), weisen Symptome auf, die stark an die Frambösie erinnern, ohne dass wir sicher sagen können, ob es sich um die eindeutig zuschreibbare Erkrankung handelt. Neue molekularbiologische Methoden scheinen aber zeigen zu können, dass die Spanier eine südamerikanische Variante des Erregers aus Amerika importiert haben, die in Europa auf eine ungeschützte Bevölkerung traf. Die Syphilis setzte sich entlang der Söldnerzüge als Geschlechtskrankheit fest und rief mit ihrer Langzeitwirkung im Körper bis zur Erfindung von Salvarsan und des Penizillins wahre Ängste hervor. Dass es sich um eine Geschlechtskrankheit handelte, bot wiederum ein gehöriges Potenzial, die Ansteckung zu skandalisieren und als Schreckmittel in einem leibfeindlichen Dispositiv bürgerlichen Geschlechtslebens zu nutzen. Sie wurde in der Deutung als Strafe Gottes für ausschweifendes Leben ebenso populär wie als künstlerischer Topos. In Thomas Manns (1875–1955) Roman „Doktor Faustus" (1947) etwa nutzt ein Komponist die Syphilis, um in einer Verschränkung von Genie und Wahnsinn durch die Hirnaffektion Kreativität und Genialität wecken zu lassen, am Ende vegetiert er als von Irrsinn Gezeichneter seinem Tod entgegen.

Die Botschaft dieses Rückblicks lautet: Seuchen und ihre Verbreitung sind – obwohl an sich biologische Agentien – in ein soziales und kulturelles Umfeld sowie in das menschliche Handeln eingebunden und können nur in dieser breiten Sicht verstanden werden.

Influenza 1918 oder das vergessene Menetekel

Die berüchtigte Influenza-Epidemie 1918/1920 hat in ihren drei Wellen schätzungsweise 30 bis 50 Millionen Tote gefordert. Manche Berechnungen gehen bis zu 100 Millionen Toten weltweit, durchaus auch in Regionen, die vom Weltkrieg nicht direkt betroffen waren. Wahrscheinlich waren 500 Millionen Menschen infiziert. Warum diese Pandemie der jüngeren Geschichte, die bei weitem die meisten Todesopfer forderte, über so lange Zeit zumindest in Europa vergessen war, bleibt ein Rätsel. Bis weit in die 1990er Jahre haben sich weder Medizinhistoriker noch Allgemeinhistoriker um die „Spanische Grippe" gekümmert. Schon in den Zeiten der Pandemie war zumindest in Europa die öffentliche Resonanz gering. Während etwa die Tuberkulose oder Syphilis in Kunst und Literatur immer wieder ein Echo fanden, haben nur wenige Autoren die Influenza bedacht, so etwa Alfred

Döblin (1878–1957), der in seinem Roman „November 1918" die Seuche gleichsam als schleichend-düsteres Hintergrund-Ostinato immer wieder ertönen und Menschen nahezu unbemerkt sterben lässt. Könnte es sein, dass das Grauen des Ersten Weltkriegs und dass die Revolutionen der Nachkriegszeit die Menschen in Europa abgestumpft hatten? Die militärischen und zivilen Opfer des Ersten Weltkriegs werden heute mit etwa 18,5 Millionen Menschen angegeben.

Die große Schwankungsbreite der Schätzungen – 30 bis 50 Millionen – für die Influenzatoten offenbart ein grundsätzliches Problem: Sind, ja konnten alle Kranken und Toten, etwa in peripheren ländlichen Regionen, überhaupt erfasst und gemeldet werden? Falls ja: Ist die damals übliche klinische Diagnose klar genug, um die Toten eindeutig der Influenza zuordnen zu können?

Die Ursache der Spanischen Grippe konnte Ende der 1990er Jahre molekularbiologisch geklärt werden: Mit den neuen Möglichkeiten der Polymerase-Kettenreaktion (= Polymerase chain reaction: PCR) konnte aus kleinsten Genschnipseln aus einem Massengrab von Grippeopfern im Permafrostboden von Alaska das Genom rekonstruiert werden. Ergänzt wurden die Befunde durch die Rekonstruktion von Teilen des Grippevirus aus unterschiedlichen konservierten Gewebeproben von 1918 verstorbenen Soldaten. Der Erreger der Spanischen Grippe gehört zu den Influenza-A-Viren.

Aus den vielfältigen Maßnahmen, die zur Bekämpfung der Seuche getroffen wurden, ragt das historische Experiment unterschiedlicher Quarantäneformen heraus. Während nach dem Ausbruch der Seuche im September 1918 in Philadelphia noch Paraden und andere öffentliche Veranstaltungen geduldet wurden, wurden in St. Louis die Kontaktmöglichkeiten weitgehend unterbunden. Philadelphia hatte schließlich 719 Tote auf 100 000 Einwohner, St. Louis 347 auf 100 000 Einwohner zu beklagen.[38]

Diese historisch-epidemiologische Studie hatte maßgeblichen Einfluss auf die aktuelle Entscheidung in Deutschland, die sozialen Kontakte für die Zeit der exponentiellen Ausbreitung von Covid-19, und hier insbesondere durch Schließung von Schulen und Kindertagesstätten, zu unterbrechen – also auch dies ein Beispiel für angewandte Medizingeschichte.

Die Influenza war in Europa eigentlich gut bekannt. Lehrbücher aus dem 19. Jahrhundert listeten genauestens Symptome, Auftreten und Ausbreitung voriger Pandemien auf. Auch das breite Spektrum der Betroffenen war bekannt. Dabei wurde gelegentlich beobachtet, dass Männer häufiger erkrankten als Frauen. Als die Influenzapandemie von 1918 Ende Mai das Deutsche Reich erreichte, erschienen erste Meldungen über eine mysteriöse, aus Spanien stammende Krankheit nur zensiert. Spanien befand sich nicht im Krieg, Zensur fand hier weniger statt und spanische Ärzte hatten als Erste in Europa schärfere Maßnahmen zum Seuchenschutz eingeleitet. So wurde die Grippe als Spanische Grippe popularisiert. Spekuliert wurde außerdem, dass Hilfstruppen der Entente die Krankheit aus dem Fernen Osten eingeschleppt haben könnten, auch Truppenlager der Amerikaner wurden verantwortlich gemacht. Auf Seiten der Alliierten kolportierte man das Gerücht, die Deutschen hätten eine biologische Waffe in Umlauf gebracht.

Kurz nachdem die Seuche das Kaiserreich erreicht hatte, traf sich zweimal, im Juli und Oktober 1918, der Reichsgesundheitsrat, um über die sich häufenden Krankheits- und Todesfälle zu beraten. Trotz der sich zwischen Juli und Oktober zuspitzenden Situation wurde die Erkrankung auch nach dem zweiten Treffen weder meldepflichtig noch wurde ein Versammlungsverbot beschlossen. Den Schulen wurde anheimgestellt, falls notwendig, zu schließen. Der Bevölkerung wurde empfohlen, sich die Hände zu waschen, mit Salzwasser zu gurgeln und bei Erkrankung im

Bett zu bleiben.[39] Während viele Ärzte forderten, Theater zur Seucheneindämmung zu schließen und Veranstaltungen abzusagen, bemühten sich die Kommunen, die Theater offen zu halten. Parallel stritten Wissenschaftler über den Auslöser der Spanischen Grippe. Da kein Bakterium als Auslöser gefunden wurde, griffen die Forscher wieder auf präbakterielle, historisch-geographische Vorstellungen der Seuchenentstehung zurück, bis zuletzt die Theorie aufkam, dass ein Virus (noch nicht im heutigen Sinne, sondern im Sinne eines „Giftes") als pathogenes Agens in Frage kommen könnte.[40] Weit entfernt von diesem theoretischen Diskurs arbeiteten die praktischen Ärzte am Krankenbett. In ihrem therapeutischen Bemühen waren sie zumeist hilflos. Hausmittel wie Alkohol, Kaffee, Hühnersuppe oder Tee hatten Konjunktur. Die hohen Sterberaten dokumentieren die Ineffektivität aller während dieser Pandemie getroffenen Maßnahmen.

Seuchen und Kriege in der Moderne

Verschwiegen wurde die Spanische Grippe von den kriegführenden Parteien auch, da die Heeresleitungen wussten, dass Kriegsverläufe bis in das 20. Jahrhundert hinein von Seuchenausbrüchen mitbestimmt wurden. Sie fürchteten, dass Berichte über die Grippe die Truppenmoral untergraben könnten.

Besonders gefürchtet war das Lagerfieber, auch Kriegsfieber oder Feldfieber genannt. Dahinter verbergen sich häufig Typhus oder Fleckfieber, zwei sehr unterschiedliche Infektionen. Napoleon I. (1769–1821) brachte 1812/1813 von der stolzen „Grande Armee" von über 600 000 Mann noch etwa 23 000 aus Russland zurück: Weitaus die meisten waren nicht durch Kampf, sondern durch Lagerfieber verstorben.

Das war der Deutschen Heeresleitung ebenso bekannt wie der Umstand, dass im Deutsch-Französischen Krieg 1870/1871 die deutsche Armee vergleichsweise wenig Ausfälle durch Krankheiten gehabt hatte: Von den über 1,4 Millionen mobilisierten deutschen Männern fielen im Verlauf des Kriegs über 43 000 durch Verwundungen und Krankheiten, etwa 15 000 davon entfielen auf die Krankheiten. Von den Erkrankten wiederum verstarben über 75 Prozent an Durchfall und Typhus. Insgesamt erkrankten fast 75 000 Soldaten an Dysenterie und Typhus, fast 9000 starben daran. Der entscheidende Grund für diese grassierende Infektionskrankheit war, dass die deutschen Soldaten in Frankreich auf engstem Raum in Gebieten einquartiert waren, wo der Typhus endemisch war.

Wesentlich bedeutender waren allerdings die Pocken. Während die deutschen Soldaten als Rekruten gegen Pocken geimpft, und falls sie bereits als Kind geimpft worden waren, damit wiedergeimpft wurden, war der Pockenschutz der französischen Armee lax gehandhabt worden. Als im unerwartet langen Fortgang des Kriegs in Frankreich weitere Truppen ausgehoben wurden, waren diese bereits mit Pocken verseucht. Von den Soldaten sprang die Seuche auf die Zivilbevölkerung über und verursachte in Frankreich in den Jahren 1869/1870 etwa 200 000 Tote und in den Jahren 1870/1871 nochmals 90 000 Tote.[41] Von den deutschen Truppen erkrankten lediglich annähernd 5000 Soldaten an den Pocken, etwa 300 verstarben. In den französischen Armeen erkrankten wahrscheinlich – die Zahlen sind unsicher – 120 000 Soldaten und 24 000 starben. Bedeutsam für die weitere Geschichte sowohl der Pockenepidemie als auch für die Entwicklung des öffentlichen Gesundheitswesens war, dass die große Zahl französischer Kriegsgefangener die Pocken nach Deutschland verschleppte, sodass auch in Deutschland die Pocken ausbrachen. Allein in Preußen verstarben 1871/1872 über 125 000 Menschen an den Pocken – das sind etwa 25 Pockentote auf 10 000 Einwohner.

In Friedenszeiten hatte die Sterblichkeit unter zwei Verstorbenen pro 10 000 Einwohner gelegen. Insgesamt verstarben in Deutschland in den Jahren 1871/1872 über 170 000 Menschen an den Pocken.

Wir können also festhalten: Seuchen sind ein ständiger Begleiter der Menschheit. Erst der internationale Handel und die großen Menschenansammlungen in den Städten und in mobilisierten Heeren geben den Krankheitserregern allerdings das nötige Reservoir an Zwischen- und Endwirten und führen zu beängstigenden Opferzahlen. Die Lebens- und Überlebensmöglichkeiten eines Erregers und die Lebensbedingungen der Menschen wirken also zusammen und sind gleichbedeutende Faktoren. Die wiederkehrenden Seuchen riefen entsprechende öffentliche Gegenmaßnahmen hervor und beförderten die Organisation des öffentlichen Gesundheitswesens.

Literaturhinweise:

Bergdolt, Klaus: Der Schwarze Tod in Europa – die Große Pest und das Ende des Mittelalters. München: Beck 2017.

Crosby, Alfred W.: The Columbian Exchange – biological and cultural consequences of 1492. Westport/Conn.: Greenwood 1972 (und öfter).

Dinges, Martin/Schlich, Thomas (Hrsg.): Neue Wege in der Seuchengeschichte. Stuttgart: Steiner 1995.

Mann, Charles C.: Kolumbus' Erbe 1493: Wie Menschen, Tiere, Pflanzen die Ozeane überquerten und die Welt von heute schufen. Reinbek: Rowohlt 2013.

Thießen, Malte (Hrsg.): Infiziertes Europa: Seuchen im langen 20. Jahrhundert. Berlin/Boston: De Gruyter Oldenbourg 2014.

Vögele, Jörg/Knöll, Stefanie/Noack, Thorsten (Hrsg.): Epidemien und Pandemien in historischer Perspektive. Wiesbaden: Springer VS 2016.

Witte, Wilfried: Tollkirschen und Quarantäne: die Geschichte der Spanischen Grippe. Berlin: Wagenbach 2008.

4. Wenn der Tsunami kommt
Seuchen und die Gesundheitssicherung

Über kleine Gemeinschaften geht eine Seuche hinweg wie ein Tsunami über einen Küstenstreifen: Keiner überlebt! So war das jedenfalls in den kleinen Gruppen der frühen Menschen oder noch im vorigen Jahrhundert der Fall, wenn in entlegenen Dörfern in Afrika ein hämorrhagisches Fieber wie etwa Ebola wütete. Über große Gemeinschaften allerdings und Gesellschaften fällt eine unbekannte Seuche her wie ein schweres Unwetter: Menschen erkranken, es wird gestorben, Menschen überleben, und das Leben der Überlebenden geht weiter. Sollten Seuchen regelmäßig wiederkehren, muss sich die Gemeinschaft allerdings wehren, wenn sie überleben will. Dies ist umso mehr der Fall, je dichter die Handlungsgefüge innerhalb und außerhalb einer Gemeinschaft sind.

In diesem Zusammenhang wird gelegentlich die Schrift „Luft, Wasser und Ortslage" des Corpus Hippocraticum bemüht, ein Text, der als der Beginn einer gesellschafts- und umgebungsbezogenen Medizin gesehen wird. In einer letztlich kosmologischen Weltsicht ordnete die hippokratisch-galenische „diaita" das gesamte Leben der Menschen in eine umfassende Lehre gesunder Lebensart. In dieser „ganzheitlichen" Diätetik stand auch tatsächlich der Mensch im Mittelpunkt. Zwar enthält diese Schrift viele wertvolle Beobachtungen über endemische, epidemische und andere Krankheiten sowie deren Wechselwirkungen mit der Lebensweise und der Konstitution der Menschen in ihrer besonderen Umwelt. In erster Linie geht es aber darum, dem griechischen Arzt, der seine Arbeit im

Wandern von Stadt zu Stadt und damit „ambulant" ausübte, die notwendigen Hinweise und Ratschläge zu geben, worauf er zu achten hatte, wenn er an bislang unbekannten Orten neuen Patienten begegnete. Die Schrift zielt damit auf die individuelle Begegnung von Arzt und Patient. Von einer öffentlichen – und das heißt immer oberhalb der Ebene der Individuen und ihrer primären Lebensgemeinschaften ansetzenden – Sichtweise von Krankheit und Gesundheit und öffentlicher, über die individuelle „diaita" hinausgehende Abwehr oder gar von öffentlichen Vorsorgemaßnahmen ist nicht die Rede.

Das Mittelalter und die Entwicklung der „sanitas terre"

In der antiken Welt Europas waren Pestepidemien bekannt. Sie wurden bereits von Homer (wahrscheinlich 8. Jhd. v. u. Z.) besungen. In der schriftlich überlieferten Zeit gab es etwa – wie bereits berichtet – die „Attische Pest" 430 v. u. Z., gefolgt von der „Antoninischen Pest" um 180 u. Z. und der „Cyprianischen Pest" um 250 u. Z.. Ob es sich dabei jeweils um die durch Yersinia pestis verursachte echte Pest handelt, muss dahingestellt bleiben. In Reaktion auf die wiederkehrenden Seuchen hatten die hellenistischen Städte der Antike bereits eine kollegial organisierte Selbstkontrolle der Ärzte einschließlich der öffentlichen Pflicht zu ärztlicher Hilfe eingerichtet. Es ist dies der durchaus bescheidene Beginn einer Aufsicht über die Personen, die Medizin ausüben und Menschen in gefährdeten und damit verletzlichen Notlagen behandeln; und es ist der Beginn dessen, dass Ärzte im öffentlichen Notfall – wie etwa bei Seuchen – ebenso als Helfer der Kranken zur Stelle sind wie auch als Berater der städtischen Obrigkeit. Die öffentlich bestallten Ärzte mussten im Notfall vor Ort bleiben und durften nicht fliehen. Eine Seuche wurde damit für Ärzte auch zur moralischen Frage, ihre Pflichten auch in großer Gefahr zu erfüllen. Diese Pflichten sind ein frühes Signum einer später so genannten „Professionalisierung". Denn für alle anderen war Weglaufen die Devise, wenn eine Seuche nahte. Die Geschichtenerzähler des „Decamerone" hatten es so gehalten.

Nach dem „Schwarzen Tod" 1346–1353 wurde die Pest in Europa heimisch und flackerte immer wieder – und zwar meist in regelmäßigen Abständen – an verschiedenen Orten auf. Da in diesen neuerlichen Epidemien vor allem jüngere Menschen starben, gehen manche Wissenschaftler davon aus, dass die Pest immer dann ein neues Reservoir an Opfern fand, wenn der Durchseuchungsgrad der Bevölkerung durch einen Generationenwechsel abgenommen hatte. In den Städten fand die Pest ihre meisten Opfer unter der dichtgedrängt wohnenden Armenbevölkerung. Gerade den Armen war die Flucht vor der Seuche weit weniger möglich als den wohlhabenderen Kreisen – und zwar bis heute. Flucht braucht Mittel: Süffisant schrieb der „Spiegel" 1970 über die damals gerade abgeflaute Pandemie der Asiatischen Influenza: „Seit einem Monat grassiert unter den Bundesbürgern die Grippe – mit Ausnahmen. ‚Ein guter Sozi ist gegen Viren aus dem Fernen Osten gefeit‘, verkündete der Boß der Bayern-SPD Volkmar Gabert, fuhr aber dann in die Berge, ‚wo mich kein Mensch anstecken konnte‘."[42]

Doch zurück zur Pest: Allgemein bekannt ist auch die Pestepidemie in London 1666, die mit dem großen Stadtbrand einherging. Es war eine Erfahrungstatsache, dass ständig damit zu rechnen war, dass die Pest wiederkehren würde. In einem solchen Fall lag das innere und äußere Getriebe einer Stadt darnieder. So konnte etwa in den tuchproduzierenden Städten Oberitaliens und Flanderns keine Ware mehr hergestellt werden. Die Händler aus einer pestbefallenen Stadt wurden vor den noch nicht befallenen Städten zurückgewiesen. Die Handelsstädte des späten Mittelalters und der frühen Neuzeit richteten eine rein reaktive

Abwehr von Gesundheitsgefahren ein. Vorreiter war der in weite Handelsnetze eingebundene Stadtstaat Venedig. Bereits Ende des 14. Jahrhunderts durften Schiffe, die Kranke an Bord hatten, nicht mehr direkt in den Hafen der Stadt einlaufen. Vielmehr mussten verdächtige Schiffe so lange auf Reede liegen, bis klar war, dass keine Ansteckungsgefahr von den Passagieren ausging. Der Ausdruck Quarantäne stammt aus dieser Zeit. Denn in der Regel dauerte die Isolierung 40 Tage (ein biblisch hergeleiteter Zeitraum) – daher wiederum das italienische Zahlwort „quaranta". Auch andere Seerepubliken und Seestädte der damaligen Handelswelt ordneten vergleichbare Kontrollen an. Aus diesen Maßnahmen entwickelten sich allmählich die bekannten Quarantäne-Anstalten für Menschen und die so genannten Contumaz-Anstalten für Waren – z. B. für Pelze oder Stoffe. Die letzte Pestepidemie in Europa wurde 1720 in Marseille ausgelöst, weil die Händler eines aus der Levante kommenden Schiffes die Hafenbehörde bestochen hatten, Waren für die Messe in Paris an Land zu lassen, obwohl das Schiff mit Pest an Bord in Quarantäne vor dem Hafen lag.

Die Maßnahmen zur Seuchenabwehr im Inneren der Handelsstädte umfassten allgemein ausgerichtete Vorschriften mit gesundheitlichen (Neben-)Wirkungen, darunter etwa Vorschriften zur öffentlichen Ordnung der Stadt, zur Wasserversorgung, zur Straßenreinigung sowie Lebensmittel- und Marktordnungen. Seitens der Verantwortlichen gab es keine Gedanken zu einer eigenen „öffentlichen Gesundheit" des Gemeinwesens. Ebenso wenig entfaltete die Medizin der Zeit eine öffentlich orientierte Wissenschaft samt einem daraus resultierenden Handlungsspektrum. Allerdings ließ der Stadtstaat Venedig 1485 mit der Einrichtung der „Provveditori alla Sanità" den Gedanken einer „sanitas terre" erkennen, also einer Gesundheit, die sich nicht auf Menschen oder Personenkörperschaften, sondern auf ein Stadt- oder gar Staatsgebiet bezieht. Gegenstände und Ziele dieser Gesundheitsbehörde waren wiederum die öffentliche Ordnung, die Regulation sozialer Hierarchien und Eingriffe in Markt- und Lebensverhältnisse.

Eine so verstandene öffentliche Gesundheit wurde ein Teilaspekt der öffentlichen Ordnung und damit der Politik sowie der Verwaltung. Gelegentliche Versuche von Ärzten, über ihre öffentliche Bestallung als Berater von Politikern und Administratoren hinaus in städtische oder staatliche Verhältnisse einzugreifen, wurden von den Führungsschichten der Städte und Territorialstaaten stets ebenso energisch wie strikt zurückgewiesen.

Lepra und Syphilis in der frühen Neuzeit

Bei den ständig wiederkehrenden Pestepidemien wurden die Häuser der Befallenen gekennzeichnet und abgesperrt. Es war dies also eine Art einer gleichwohl mit Zwang verordneten privaten Quarantäne. Auch wurden geeignete Baulichkeiten genutzt, um die Ansteckungsverdächtigen und die Angesteckten örtlich zusammenzubringen und zu isolieren. Der Aufenthalt in solchen Pesthöfen glich einem Todesurteil. Vor den Pesthöfen kam es regelmäßig zu Tumulten mit den Angehörigen. Aber das Gemeinwesen schützte sich, gegebenenfalls auch mit Gewalt, durch Isolation der Kranken und der Verdächtigen davor, dass weitere Krankheitsherde entstanden. In Hospitäler wurden diese Kranken jedenfalls nicht gebracht. Die Hospitäler in den mittelalterlichen und frühneuzeitlichen Städten waren Institutionen der Armenpflege – die „miseri", diejenigen, die allein waren, die niemanden und nichts mehr hatten, wurden aufgenommen. Einen Arzt sahen die Hospitaliten höchst selten. In den Hospitälern ging es um das Seelenheil und weniger um körperliche Gesundheit.

Einen anderen Umgang übten die Gemeinden im Zusammenhang mit Leprakranken oder Aussätzigen ein, die es nach den Kreuzzügen in größerer Zahl auch in Europa gab. Hier kamen

zwei neue Gedanken auf: der Gedanke, dass es spezifische Entitäten von Krankheiten gab, und der Gedanke, dass diejenigen,
die von dieser spezifischen Krankheit befallen waren, von der
Gesellschaft geschieden werden mussten. Es entstand die Idee der
spezifischen Isolation: Nur die Kranken sollten aus der Gesellschaft ausgegliedert werden, um die Gesellschaft vor der Gefahr
zu schützen, dass sich eine Krankheit weiterverbreiten konnte.
Dass Lepra auf irgendeine Weise ansteckend war, war leicht zu
bemerken. Ein Heilmittel gab es nicht. Also wurden im Laufe der
Zeit überaus aufwendige sowie medizinisch geprüfte und rechtlich haltbare Wege entwickelt, wie die Leprakranken aus dem
gesellschaftlichen Leben in Familie und Stadt abgesondert werden
konnten und zugleich ihr Unterhalt gesichert war. Der Ausschluss
aus der bisherigen Gesellschaft und der Einschluss gingen dabei
Hand in Hand.[43] Die Lepraschau war einerseits ein Schritt, die
Betroffenen in einem kontrollierten Rechtsverfahren aus der Gemeinschaft zu entfernen – und zwar bis hin zu vermögensrecht-
lichen Fragen. Andererseits bedeutete die von sachverständigen
Ärzten meist aus dem Aderlassblut erstellte Diagnose aber auch,
dass die Leprösen damit qualifiziert waren, in ein Leprosorium
aufgenommen zu werden. Dabei handelte es sich um Gemeinschaften, die ähnlich wie Klöster geordnet waren. Die Erlaubnis,
in einem Leprosorium Aufenthalt zu finden, war gelegentlich mit
einem städtischen Einwohnerrecht verbunden. Fremde fanden
keine Heimat in den Leprosorien der Frühen Neuzeit. Aussätzige
ohne Leprosorienplatz mussten als Bettler durchs Land ziehen.
Sowohl als Warnhinweis für die Gesunden als auch als Stigma
hatten sie eine Klapper zu tragen – die berühmte Lazarus- oder
Lepraklapper. An bestimmten Festtagen durften die Leprösen
zum Betteln die Stadt betreten, auch das ein Privileg. Leprosorien
und Siechenhäuser gab es schließlich in der beginnenden Frühen
Neuzeit in allen, auch in den kleineren Städten.

Im frühen 16. Jahrhundert breitete sich auch die Syphilis in Europa aus. Diese Krankheit wurde rasch als eine weitere spezifische ansteckende Erkrankung erkannt, für die in diesem Fall spezifische Heilmittel gefunden wurden. Die höchst kontroversen Medizinschulen bevorzugten entweder das Guajak, gefertigt aus dem Sud von Holzrinde, die aus dem neu entdeckten Amerika eingeführt werden musste. Der Humanist Ulrich von Hutten hat darüber 1519 ein eigenes Buch verfasst: „De guaiaci medicina et morbo gallico". Oder man therapierte mit Quecksilbersalzen, eine fürchterliche Tortur, in der die Erkrankten bis an den Rand einer tödlichen Vergiftung getrieben wurden – und oft sicherlich auch darüber hinaus. Syphiliskranke durften nicht in Hospitäler, sodass in größeren Städten eigene Abteilungen oder sogar eigene Krankenhäuser entstanden, um Syphilitiker zu isolieren.

Das Hospital als Armenanstalt der Stadt wurde also nach und nach durch Isolationseinrichtungen ergänzt: die Leprosorien vor den Toren der Stadt, im Notfall Pesthöfe in den Mauern und spezifizierte Isolations- und Behandlungseinrichtungen für Syphiliskranke.

Die Pocken, das Gesundheitswesen und der Impfzwang

Als die Territorialstaaten administrativ ausgestaltet wurden, wurden im ausgehenden 17. und frühen 18. Jahrhundert die Medizinal- und die Sanitätsaufsicht entwickelt. Im aufgeklärten Absolutismus gab es mit der „Medicinischen Polizey" eines Johann Peter Frank (1745–1821) erstmals eine öffentliche Medizin, die eindeutigen staatspolitischen Zielen zugeordnet wird. Diese Medicinische Polizey richtet sich in spezifischer Weise auf eine öffentliche Gesundheit des Staates und damit auf öffentliche Ursachen von Krankheit und entsprechende öffentliche Maßnahmen. Im Rahmen des Merkantilismus bzw. Kameralismus war es das maßgebliche Ziel des machtpolitischen Kalküls, die Bevölkerung zu vermehren. Diese öffentliche Gesundheit des neuzeitlichen Staates erschien als „Peuplierungs-", also als Bevölkerungspolitik. Eine große Bevölkerung als Faktor innerer und äußerer Macht begründet das Interesse des Staates. Gleichzeitig betonte Frank, dass es eben auch die Menschenliebe dem Souverän auferlege, Krankheit begünstigende Faktoren zu identifizieren, sie zu beseitigen und so die Sterblichkeit zu senken.[44]

Im Dienst der Bevölkerungspolitik gerieten vor allem diejenigen Personen und Verhältnisse ins Blickfeld, die das „Geburtsgeschehen" im weitesten Sinne betrafen. Schwangere, darunter vor allem auch unverheiratete Schwangere, Frauen während und nach der Niederkunft, Mütter von Säuglingen und Kleinkindern sollten geschützt werden. Die Hebammen wurden unter der Aufsicht des Staates ausgebildet, geprüft und überwacht, das Ammenwesen durchleuchtet. Entbindungsanstalten wurden eingerichtet und die Geburtshilfe als medizinisches Fach etabliert. In die Säuglings- und Kleinkindpflege drangen medizinische Vorstellungen und Normen ein.

In diesem Zusammenhang ist die staatlich angeordnete Impfung gegen die Pocken zu sehen. Die Pocken waren eine Kinderkrankheit, an der 15 Prozent der Infizierten verstarben. Die Überlebenden waren häufig für den Rest ihres Lebens gezeichnet. Goethe (1749–1832) und Schiller (1759–1805) oder Mozart (1756–1791) und Beethoven (1770–1827) hatten bekanntlich Pockennarben. Impfungen gegen die Pocken waren in Ostasien lange bekannt: Die Pusteln von Pocken wurden in die Nase nicht befallener Kinder eingebracht und führten zu einer leichten Erkrankung. Dieses Verfahren wurde als künstliche Infektion mit echten Pocken (lat. variolae) Variolation oder Variolisation genannt. Anschließend war das Kind gefeit. In Europa beobachte Edward Jenner (1749–1823), dass Menschen, die mit Kuhpocken infiziert waren, keine Menschenpocken bekamen. Der Impfstoff und das Verfahren, das aus dieser Beobachtung entwickelt wurde, wurde nach dem lateinischen Namen „vacca" (Kuh) Vakzination genannt – ein Begriff, der sich international für das Impfen erhalten hat.

Das staatliche Interesse an der Bekämpfung der Pocken zeigte sich in der Impfpflicht. Ende des 18. Jahrhunderts setzte sich – meist auf Wunsch der Eltern und im Zusammenhang mit Pockenepidemien – das Impfen zunächst auf freiwilliger Basis weithin durch. Immanuel Kant (1724–1804) nahm dem Impfen gegenüber eine kritische Haltung ein. Er vermutete, dass die Impfung einen durch Menschen verursachten Schaden hervorrufen könne und somit moralisch fragwürdig sei.[45] Die kameralistischen Staaten und ihre Medizinalvertreter erkannten indes bald, dass die Gefahr bei einer echten Pockeninfektion für den Betroffenen und seine Umgebung weit schwerer wog als die Gefahr, durch die Impfung zu erkranken. Die ersten Gesetze und Verordnungen zum Impfen wurden Anfang des 19. Jahrhunderts – zuerst in Bayern im Jahre 1807 – erlassen. Die Erfahrungen aus dem deutsch-französischen Krieg 1870/1871 und die Möglichkeiten, die mit der Gesetzgebung für das neue Deutsche Reich geschaffen waren, führten zum Reichsimpfgesetz von 1874. Mit diesem Gesetz wurde die Pockenschutzimpfung in Deutschland obligatorisch.

Hat die Pockenschutzimpfung des 19. Jahrhunderts den Kindern genützt? Dazu geben historisch-demografische Studien Auskunft: Mit der Einführung der Pockenschutzimpfung nach 1820 sank die Kindersterblichkeit zunächst. In den folgenden Jahrzehnten stieg sie aber allmählich wieder an und lag schließlich höher als zuvor. In den Industrieregionen und Industriestädten starben die Kinder jetzt am Durchfall.[46] Dieses Beispiel lehrt uns erneut, dass es eine Ökologie von Krankheiten und

Krankheitserregern gibt: Maßnahmen wie Impfungen wirken sich gegebenenfalls nur gering auf die Gesamtmorbidität und Gesamtmortalität aus, wenn weitere Maßnahmen unterbleiben, um die Lebensverhältnisse insgesamt zu verbessern.

Die Cholera und die moderne hygienische Infrastruktur

Der absolutistisch-merkantilistische Gedanke der wirtschaftlichen und militärischen Bedeutung des Staatsvolkes bzw. die wirtschaftliche Ausbeutung der Ländereien ging mit der Entwicklung der Medizinalstatistik einher (z. B. William Petty, 1623–1687; John Graunt, 1620–1674). Erst in diesem Denken konnte die Idee, den Pocken vorzubeugen, öffentlichen Widerhall finden. In der Französischen Revolution wurde Gesundheit zu einem Bürgerrecht. Damit machte sich das Staatsvolk als Souverän selbst zum Gegenstand einer öffentlichen Gesundheit. In dem Maße, in dem neben das reine Moment der Bevölkerungszahl auch Gedanken an eine differenzierte qualitative Bewertung der Bevölkerung traten – wie etwa durch Ausbildung, Arbeitskraft etc. –, verfeinerten sich die Methoden der Statistik bis hin zu einer „sozialen Physik" (Adolphe Quetelet, 1796–1874). Der Wert des Menschen wurde in Geld oder Geldäquivalenten berechnet. Diese Entwicklung ging mit neuen Formen einher, wissenschaftliche Ergebnisse so darzustellen, dass sie auf Betrachter unbedingt überzeugend wirkten. Dazu gehörten Tabellen mit Bevölkerungsstatistiken ebenso wie vor allem Kurvendarstellungen. Die Kurve entwickelte sich Ende des 19. Jahrhunderts zu dem Darstellungsformat der Bevölkerungsstatistik und Medizin, konnte sie doch dem Betrachtenden quasi evident Zeitverläufe, Steigen, Sinken und Richtung von Phänomenen vor Augen führen.[47]

Mit dem Beginn der Industrialisierung wurde eine umfassende Gesundheitssicherung vermöge des „öffentlichen Werthes" der Gesundheit (Lorenz von Stein, 1815–1890) entwickelt. Die modernen, d. h. hier: naturwissenschaftlich ausgerichteten Gesundheitswissenschaften formulierten in einer biologischen Kausalkette eine geschlossene Hygiene des Menschen. Gleichzeitig zeigten sich die rapid wachsenden Industriestädte als gärende oder, um es in der Sprache der Zeit zu sagen, als zymotisch-miasmatische Krankheitsherde. Louis René Villermé (1782–1863) und William Farr (1807–1883) stellten erste morbiditätsgerichtete Untersuchungen an.

Die Cholerapandemien des 19. Jahrhunderts, die 1830 erstmals Europa erreichten, beschleunigten in der Folge eine Entwicklung, die bereits im Gange war. Der führende Vertreter der Umgebungs- oder Konditionalhygiene in Deutschland war Max (von) Pettenkofer (1818–1901), der erste deutsche Professor für Hygiene. Auch seine in ihrer thematischen und methodischen Breite kaum zu fassenden Arbeiten wurden wesentlich durch die Choleraepidemien der 1850er Jahre vorangetrieben. Im Prinzip durchleuchtete Pettenkofer als Vertreter der in der Medizin immer weiter um sich greifenden naturwissenschaftlichen Richtung mit chemischen und physiologischen, dann auch technischen und statistischen Methoden sämtliche Verhältnisse, die sich auf die Gesundheit und das Leben der Menschen auswirken können: Nahrung, Kleidung, Heizung, Lüftung, Lichtverhältnisse, Bodenverhältnisse, Hygiene der Schulen und Krankenhäuser, der Massenunterkünfte und der Massenernährung, Gewerbehygiene, Wasser und Kanalisation, die Hygiene der Stadt wurden untersucht.

Die Ursachen für die Cholera sah Pettenkofer im Grundwasser und im Boden. Im Zusammenwirken mit einem „contagiösen Element" würde bei geeigneten Boden- und klimatischen Verhältnissen ein Choleragift entstehen, das die Krankheit verursacht. Die konkurrierende Theorie ging schon sehr früh davon aus, dass die Cholera durch Bakterien hervorgerufen werde. Sie konnte sich aber nicht durchsetzen, da der Italiener Filippo Pacini (1812–1883) zwar schon 1854 den verantwortlichen Erreger „Vibrio Cholerae" hatte isolieren können, der Bezug zwischen Cholera und dem Erreger aber erst 1884 von Robert Koch (1843–1910), der den Erreger nochmals beschrieb, bewiesen werden konnte. Pettenkofer hat indes auch danach immer darauf bestanden, dass sowohl die Umgebungsverhältnisse des Keimes als auch die der Menschen ein ausschlaggebender Faktor seien – dass also nicht allein ein Keim, sondern auch seine Wechselwirkung mit vielen Faktoren aus der Umwelt und der Verfassung der Menschen erst Krankheit verursachten.

Pettenkofers Methoden der experimentellen Hygiene führten im Verbund mit dem Handlungsdruck, der in den großen Städten und in den neuen Industrieregionen gegeben war, zur modernen Gesundheitstechnik. Wesentliche Triebfeder war die Not der Industriestädte und der Industrieregionen. Die verantwortlichen Verwalter und Politiker brauchten klare und nachvollziehbare Ratschläge. So kam es, von einzelnen Städten ausgehend, allmählich zu einem regen Austausch zwischen Politik und Wissenschaft, zwischen Verwaltung und Technik. 1869 wurde der Niederrheinische Verein für öffentliche Gesundheitspflege gegründet, dem in kurzer Zeit 45 Städte und mehrere Landgemeinden beitraten. Der Verein befasste sich mit nahezu allen Fragen der Hygiene und hatte maßgeblichen Einfluss bis hin zur Gesetzgebung. Charakteristikum war die Kooperation über berufliche Grenzen hinweg: Bürgermeister, Ärzte, Wissenschaftler, Techniker arbeiteten zusammen. 1873 wurde der Deutsche Verein für öffentliche Gesundheitspflege gegründet. Durch die bis dahin unvorstellbar großen, präventiv ausgerichteten Investitionen in die gesundheitliche

Infrastruktur der Städte – Wasserversorgung und Abwasserentsorgung, Wohnungswesen, Nahrungsmittelversorgung, Straßenbau, Gewerbehygiene, Schlachthäuser, Markthallen, Müllabfuhr etc. – wurde die präventive Gesundheitssicherung zu einem eigenen Politik-, Wirtschafts- und Verwaltungsfeld. Diese enge Kooperation unterschiedlicher Fachleute wurde in entsprechenden regionalen und überregionalen Vereinen der nachfolgenden Ära der Gesundheitsfürsorge, die sich wesentlich auf das Verhalten der Menschen richtete, fortgeführt.

Medizinische Entdeckungen: Cholera und Tuberkulose

Schwere Seuchen wie die Cholera können also dazu führen, dass die gesundheitlichen Verhältnisse von öffentlicher Seite verbessert werden. Aber auch viele neue Methoden, neue Erkenntnisse, neue Techniken sind in Seuchenzeiten in der Medizin entdeckt und entwickelt worden. „Man hat die Cholera oft eine Lehrmeisterin der Medicin genannt. Dies ist auf keinen Zweig der Medicin so wörtlich anzuwenden als gerade auf die Hygiene." So Max von Pettenkofer.[48] Auf einige dieser Entdeckungen sei eingegangen, weil sie auch mit Blick auf das aktuelle Geschehen von Bedeutung sind.

In frühen Cholerazeiten glaubte man, dass die Cholera durch Miasmen, durch giftige Dämpfe, verbreitet wird. Gabriel García Márquez (1927–2014) hat diesem Denken in seinem Buch „Liebe in Zeiten der Cholera" ein literarisches Denkmal gesetzt: Durch große Feuer, durch Kanonenschüsse, selbstredend ohne Kugeln, entlang der Magistralen sollte die verseuchte Luft aus den Städten vertrieben werden. Während der zweiten Cholerapandemie in den 1850er Jahren entdeckte der Londoner Arzt John Snow (1813–1858), dass die Cholera nicht durch Miasmen, sondern durch Trinkwasser verbreitet wird. 1854 stellte er fest, dass sich die Cholera im Bereich einer öffentlichen Pumpe, der nachmalig

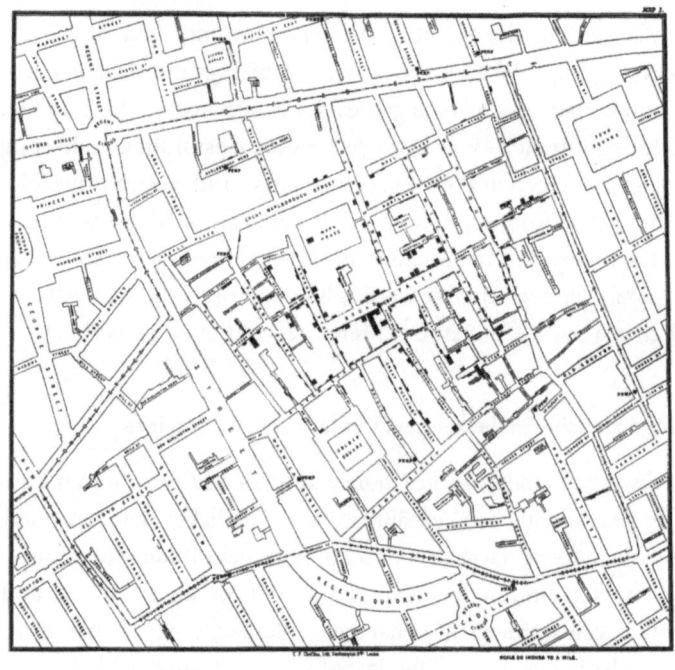

Abbildung 3: Snow, John. On the Mode of Communication of Cholera, 2nd ed.,
London: Churchill 1855.

berühmten Pumpe an der Broadstreet, dramatisch häufte (Abbildung 3).

Nachdem er den Pumpenschwengel entfernt hatte, sanken die Erkrankungsziffern – für ihn der Beweis, dass seine Annahme richtig war. Gelegentlich wird aus dieser Entdeckung abgeleitet, er habe über dreißig Jahre vor Robert Koch die Ursache der Cholera entdeckt. Aber bei Snows Schlüssen handelt es sich um eine bessere Form der „Storchen-Epidemiologie", etwa nach dem Motto: Es gibt weniger Kinder, weil es weniger Störche gibt. Das Missing Link in der Argumentation Snows ist die Kenntnis des spezifischen Erregers. Ob Arthur Hill Hassall (1817–1894), der Kollege Snows, der anschließend das Trinkwasser untersuchte, tatsächlich den Choleraerreger gesehen hat, bleibt angesichts des damaligen Standes der Mikrobiologie fraglich. Allerdings hat John Snow dazu beigetragen, ein Standardverfahren zu entwickeln, um im unbekannten Feld die vermutete Ursache ausfindig zu machen: die „Fall-Kontroll-Studie" – ein Verfahren, das auch heute noch der Goldstandard ist, wenn es darum geht, entweder im Nachhinein oder vorausschauend herauszufinden, was mögliche Ursachen eines Geschehens sind. Jedoch müssen die aus einer Studie als Ursachen verdächtigten Stoffe oder Vorgänge anschließend im Einzelnen auf ihre ursächliche Wirkung hin untersucht werden.

Dieses Verfahren, Krankheitserreger definitiv als einzige Ursache festzustellen, hat Robert Koch zunächst am Milzbrand und an Wundinfektionen entwickelt, an der Tuberkulose geprüft und in einer denkwürdigen Sitzung vor den Größen der Berliner Physiologischen Gesellschaft am 24. März 1882 vorgestellt. Sein Verfahren – in die berühmten, nach Jakob Henle (1809–1885), Robert Koch und Friedrich Loeffler (1852–1915) formulierten Postulate gefasst – kennt drei Schritte: (1.) Isolieren eines in jedem Fall einer Krankheit vorkommenden Erregers, der (2.) bei keiner anderen Krankheit vorkommt und (3.) vom Körper isoliert und in Reinkultur gezüchtet wieder dieselbe Krankheit erzeugt. Falls dies gelingt, muss es sich um die Ursache der Krankheit handeln. Mit diesem methodischen Durchbruch war es möglich, dass in der Folgezeit nahezu sämtliche Erreger der bekannten Infektionskrankheiten gefunden und aus deren Kenntnis wiederum entsprechende Maßnahmen abgeleitet werden konnten: im öffentlichen Bereich spezifizierte Maßnahmen gegen spezifische Erreger, mögliche Zwischenwirte und Übertragungssituationen; im therapeutischen Bereich passive und aktive Immunisierung oder gezielte Therapien.

Pettenkofer versus Koch

Wer die beiden wissenschaftlichen Theorien öffentlicher Gesundheitsmaßnahmen des 19. Jahrhunderts – hier Umgebungshygiene, dort Bakteriologie – vergleicht, kann sich ausmalen, dass Max von Pettenkofer und Robert Koch geborene Gegner waren. Hier spielten keinesfalls nur Alter, Charakter oder Landsmannschaft – Bayer und Preuße – eine Rolle, obwohl dies keinesfalls unterschätzt werden sollte.

Ausschlaggebend war der Blick. Pettenkofer ging stets vom gesamten Seuchengeschehen aus. Er hatte eine breite Sicht des Krankheitsgeschehens und der daraus folgenden Interventionen im öffentlichen Bereich. Aus der heutigen Perspektive würden wir sagen: Pettenkofer erfasste das Seuchengeschehen als einen umfassenden Vorgang und griff horizontal in das Seuchengeschehen ein, indem das gesamte Feld assaniert wurde; er sah im spezifischen Keim zwar eine notwendige, aber nicht die ausschließliche Ursache.

Koch ging hingegen stets von der Spezifität des Keims und damit gleichsam vom Labor, ja vom Reagenzglas und vom Mikroskop aus. Er sah Krankheiten im klinischen Bereich und dann auch in seinen öffentlichen Interventionen gegen Seuchen ausschließlich in der Isolierung und Vernichtung des bakteriologischen Keims oder in der Unterbrechung der Infektionskette. Aus heutiger Sicht würden wir sagen: Koch griff stets vertikal in das Seuchengeschehen ein, kümmerte sich also nicht um die Umgebungsbedingungen.

Diese Auseinandersetzung hat zu einer bekannten medizinhistorischen Anekdote geführt. Koch verkündete während der berühmt-berüchtigten Choleraepidemie in Hamburg 1892 den Cholera-Vibrio und seine Verbreitung durch das Trinkwasser als einzige Ursache. Anschließend kam es zu dem allbekannten und immer wieder kolportierten Selbstversuch Max von Pettenkofers und seines Schülers Rudolf Emmerich (1852–1914). Beide schluckten nacheinander im Oktober 1892 eine Lösung von Cholera-Vibrionen, die sie sich übrigens aus Kochs Labor hatten zusenden lassen. Sollte das Bakterium Cholera verursachen, würden sie krank werden, im anderen Fall nicht. Pettenkofer erkrankte nur leicht, Emmerich kam fast zu Tode. Max von Pettenkofer hat einen minutiösen Bericht dieses Selbstversuches veröffentlicht. Darin kommt er zu dem Schluss, dass die Aufnahme von Cholerakeimen allein nicht krank mache, sondern es auf die Umgebungsbedingungen ankäme. Damit standen auch die Abwehrmaßnahmen infrage. Diese lagen nach Pettenkofer keineswegs nur in einer keimfreien Wasserversorgung, sondern etwa auch darin, die örtlichen Verhältnisse so zu gestalten, dass eine Seuche überhaupt nicht entstehen konnte. Pettenkofer schließt bissig: „Ich würde ja gerne auch Kontagionist werden, die Ansicht ist ja so bequem und erspart alles weitere Nachdenken."

Die Cholera und das internationale Gesundheitswesen

Die erste Cholerapandemie (1817–1824) erreichte Europa über Land – endemisch ist die Cholera bis heute in Indien –, und sie sprang nicht über den Atlantik. Die zweite Cholerapandemie (1826–1841) konnte diese Barriere überwinden und gelangte bis nach Nordamerika. Die dritte Cholerapandemie (1852–1860) wütete zwar nicht zuletzt wegen des Krimkrieges besonders in Europa, sprang aber wieder nach Nord- und auch nach Südamerika über. Die Ursachen lagen im internationalen Schiffsverkehr, der inzwischen im Zuge der Industrialisierung und des frühen Imperialismus erheblich zugenommen hatte. Die vierte Pandemie (1863–1876) erreichte über Europa Nord- und Südamerika. Die fünfte Pandemie (1883–1896) verursachte unter anderem die Choleraepidemie in Hamburg, die letzte Choleraepidemie in

Deutschland, die immerhin 8600 Menschen das Leben kostete. Da infizierte Auswanderer mit zwei Schiffen in Hamburg ablegen konnten, obwohl die Hafenärzte bereits einen begründeten Verdacht hatten, kamen beide verseuchten Schiffe in New York an, von wo sich die Seuche weiter ausbreiten konnte. Um solche Verbreitungswege künftig abzuschneiden, wurde daraufhin 1892 die Quarantäne-Durchgangsstation auf Ellis Island gegründet. Sie ist heute zu besichtigen[49] und illustriert, welchen Belastungen die Ankommenden hier ausgesetzt waren, um die Einheimischen zu schützen. Kranke wurden zurückgesandt, Kinder von ihren Eltern getrennt. Im Volksmund wurde die Insel bald als „isle of tears" bezeichnet. Hatten die Ankommenden das Schiff verlassen, mussten sie eine Treppe nutzen, um sich registrieren zu lassen. Schon auf den Stufen wurde ihr Gang begutachtet, danach ihr sonstiger Gesundheitszustand. Verdächtige bekamen ein Kreidezeichen auf den Rücken und mussten sich auf eine längere Beobachtungszeit und Quarantäne auf der Insel einstellen. Diese gesundheitspolitischen Maßnahmen mischten sich in den USA mit grundsätzlichen Sorgen, Immigranten könnten nicht nur Krankheiten, sondern auch Verbrechen, Laster, Haltlosigkeit und Armut in das Land bringen. Infektionskrankheiten und Moralvorstellungen waren in der öffentlichen Meinung auf diese Weise eng miteinander verbunden.

Wegen der nun regelmäßig wiederkehrenden Seuchen fanden bereits frühzeitig regionale, dann internationale Gesundheitskonferenzen statt:

- 1839 Conseil supérieur de santé de Constantinople (Osmanisches Reich und Westeuropa)
- 1843 Conseil sanitaire maritime et quarantenaire d'Egypte
- 1851 First International Sanitary Conference at Paris (zwölf Europäische Staaten; Cholera, Pest, Gelbfieber); es folgten

Internationale Konferenzen an verschiedenen Orten 1866, 1874, 1881, 1885, 1892, 1893, 1894, 1897, 1903

- 1903 Erste internationale Hygiene Konvention (3. International Sanitary Conference)
- 1908 Gründung des Office international d'hygiène publique (OIHP): Quarantäne und internationale Seuchenüberwachung (Cholera, Pest, Gelbfieber, Pocken, Fleckfieber etc.)
- 1912 Internationale Hygiene Konvention (ersetzt die Konvention von 1903).

1920 richtete der Völkerbund gelegentliche Epidemie-Kommissionen ein und gründete 1923 eine Hygienesektion und einen Beraterstab. 1926 wurde die Internationale Hygiene Konvention von 1912 ersetzt. 1948 wurde schließlich die Weltgesundheitsorganisation (WHO) gegründet.

An entscheidenden Stellen des internationalen Seeverkehrs wurden entsprechende Büros eingerichtet, um das Seuchengeschehen zu überwachen, notfalls die entsprechenden Meldungen weiterzugeben und vor allem auch, um etwaige Quarantänemaßnahmen durchzuführen. Im Zentrum der Aufmerksamkeit hatte zunächst zwar die Cholera gestanden, nach dem Ausbruch der Pestwelle des späten 19. und frühen 20. Jahrhunderts trat aber auch die Pest hinzu, dann das Gelbfieber, das beispielsweise am Ende des 19. Jahrhunderts den Bau des Panamakanals mehrfach zum Erliegen brachte.

Die transkontinentale Ausbreitung der Cholera – die Pandemien werden übrigens unterschiedlich gezählt – hing also sichtlich mit dem zugenommenen Verkehr, auf dem Kontinent großenteils mit Truppenbewegungen, transkontinental mit dem Schiffsverkehr zusammen. Der internationale Verkehr von Waren, von Truppen, von Migranten, von Pilgern hatte neue Dimensionen angenommen. Es zeigte sich, dass die ständig wachsenden internationalen Verkehrsformen mit Straßen, Eisenbahnen und besonders dem Schiffsverkehr auch internationale Formen der Gesundheitssicherung nötig machten. Heute ist der Flugverkehr der wesentliche Grund, dass sich „new emerging diseases" überhaupt und schnell ausbreiten können. Auf diesen Punkt wird zurückzukommen sein.

Warum das Trinkwasser in Deutschland so gut ist

Zu einem letzten großen nationalen Schlagabtausch zwischen der Schule Kochs und Pettenkofers kam es infolge der Gelsenkirchener Typhusepidemie von 1901. Diese Epidemie forderte ca. 3300 Erkrankte und etwa 500 Tote. Die Verantwortlichen des lokalen Wasserwerkes hatten wegen des trockenen Sommers und des hohen Verbrauchs, in Sonderheit auch durch die Industrie, kurzerhand ein Stichrohr in die Ruhr gelegt und ungereinigtes Wasser in das Leitungswerk eingespeist. Koch, als Experte hinzugerufen, bemerkte dies schnell, wurde von den Verantwortlichen auch entsprechend aufgeklärt, die Ursache war also bald ermittelt und abgestellt.

Bemerkenswert ist der Gerichtsprozess, der 1904 geführt wurde. Koch und Emmerich, Schüler und Nachfolger Pettenkofers, traten als Gutachter auf. Das durch Typhusbakterien – nach vielen Versuchen erstmals im Labor nachweisbar – verseuchte Trinkwasser war die Ursache, so die Bakteriologen. Die hygienische Disposition der völlig verschmutzten und verwahrlosten Region war die Ursache, so die Konditionalhygieniker. Eine spezifische Würze erhielt der Prozess, als herauskam, dass das Stichrohr bereits über ein Jahr permanent zugeschaltet und deshalb mehr als ein Drittel des eingespeisten Trinkwassers nicht vorgeklärt gewesen war – und zwar ohne dass es zu einer Seuche gekommen war. Die Richter sahen sich schließlich außerstande, ein Urteil zwischen den beiden widerstreitenden Theorien zu fällen, eine wahrhaft salomonische Zurückhaltung.

Als bleibendes Ergebnis wurde Leitungswasser nun allerdings in den Status eines Nahrungsmittels erhoben und damit strengster Kontrolle unterworfen. Deswegen wird das Trinkwasser in Deutschland bis auf den heutigen Tag als Lebensmittel behandelt und streng kontrolliert.

„Typhoid Mary"

Noch bemerkenswerter ist allerdings die seuchenhygienische Konsequenz dieser Typhusepidemie. Koch gelang es im Anschluss an die Epidemie, genügend Aufmerksamkeit auf das strategische Problem zu werfen, was das wesentliche gesundheitliche Problem der deutschen Truppen im voraussichtlichen Kampf gegen den „Erzfeind" Frankreich sein werde: nicht mehr, wie 1870/1871, die Pocken, sondern der Typhus. In einem groß angelegten seuchenhygienischen Feldversuch wurde 1904/1905 der gesamte Südwesten Deutschlands nach Typhus durchsucht und saniert. Als bedeutsames Nebenergebnis zeigte es sich, dass eine wesentliche Ansteckungsquelle in scheinbar gesunden Menschen lag, die permanent Typhusbakterien ausschieden. Dies bedeutete, dass die Koch'sche Gleichung „wenn x = Keim, dann immer z = spezifische Infektionskrankheit" sowohl klinisch als auch epidemiologisch unzureichend war. Es bedurfte folglich weiterer Maßnahmen: einer konsequenten gesundheitlichen Erziehung und einer Kontrolle der Keimträger und einer permanenten Aufsicht durch die neu eingerichteten Medizinaluntersuchungsämter.

Wie es jemandem ergehen kann, der ein „gesunder Keimträger", ein „Dauerausscheider" oder in der heutigen Sprache ein „silent spreader" oder „super spreader" ist, ist in der traurigen Geschichte von Mary Mallon (1869–1938) überliefert. Mary

Mallon infizierte als Köchin und Haushälterin in der Zeit von 1900 bis 1907 zahllose Menschen, einige kamen zu Tode. 1907 wurde sie – eine gutwillige Persönlichkeit – als diejenige identifiziert, die den Typhus verbreitet. Sie wurde drei Jahre in einem Krankenhaus isoliert und mit der Anordnung entlassen, nie mehr mit Nahrungsmitteln zu arbeiten. 1915 trat sie doch wieder eine entsprechende Stelle an und infizierte als Köchin in einem Krankenhaus 25 Menschen. Mary Mallon wurde auf Lebenszeit in eine Isolierstation verwiesen, durfte allerdings später in einem Labor arbeiten. Als „Typhoid Mary" wurde sie berühmt. An ihrem Schicksal scheiden sich bis heute die Geister, sobald es um die Rechte von Personen und die Eingriffsrechte öffentlichen Gesundheitsschutzes geht.[50]

Die Kindersterblichkeit und die Assanierung des Gesundheitsverhaltens

Wo waren die Bakterien, bevor sie bekannt wurden? Sie waren nicht da! Die Erforschung von kleinsten Lebewesen begann mit Robert Hooke (1635–1703) und Antoni van Leeuwenhoek (1632–1723) im 17. Jahrhundert. Wesentliche Methoden wurden erst im 19. Jahrhundert durch Louis Pasteur (1822–1895) entwickelt. Indes: Im Alltagsleben der Menschen kamen Bakterien nicht vor – sie waren nicht lebenswirklich wirksam: Es gab sie also nicht. Es sollte Jahrzehnte dauern, bis sich die Menschen mit ihren neuen Mitbewohnern oder Gästen abgefunden hatten. Auch viele Ärzte konnten sich zunächst nicht dem Gedanken anschließen, dass kleine, unsichtbare Lebewesen die mörderischen Infektionskrankheiten der Zeit verursachten.

Mit dem Schritt zur experimentellen Hygiene, der hygienischen Infrastruktur und der entsprechenden Leistungsverwaltung wurden jetzt gleichsam Kulissen öffentlicher Gesundheitsgefahren

offenkundig. Zuerst konnten die epidemischen akuten Infektionskrankheiten durch die horizontal auf alle Gefahren wirkende
Assanierung zumindest ansatzweise beherrscht werden. Dann
traten die endemischen Infektionskrankheiten in den Blick, unter
ihnen vornehmlich der Typhus und die Durchfallerkrankungen.
Die endemischen Durchfallerkrankungen waren wiederum die
Hauptursache für die sehr hohe Kindersterblichkeit des 19. und
sehr frühen 20. Jahrhunderts. Der terminologische Unterschied
zwischen einer Epidemie und einer Endemie besteht darin, dass
Erstere mit einer plötzlich ansteigenden Zahl von Neuerkrankungen einhergeht, während Letztere einen dauernden, aber nicht
überschießenden Krankheitsstand aufweist. Beide sind lokal
begrenzt, während eine Pandemie sich dadurch auszeichnet, dass
sie weltumspannend auftritt.

Die neue Bakteriologie, deren Bezugsdisziplin die Mikrobiologie war, machte es möglich, in einem gezielten, gleichsam
chirurgischen vertikalen hygienischen Eingriff die entsprechenden Krankheitskeime bzw. gesunden Keimträger ausfindig zu
machen und zu sanieren. Anlass waren in Deutschland aber
zunächst keineswegs die hohe Kindersterblichkeit oder die Tuberkulose – Robert Koch hatte zwar den Erreger der Tuberkulose
entdeckt, aber keinerlei öffentliche Interventionen gegen die Tuberkulose entwickelt. Der öffentliche Nutzen der Bakteriologie
lag darin, dass viele Maßnahmen nun speziell und damit vertikal
eingreifend ausgerichtet werden konnten. Der therapeutische
Ertrag ließ indes noch Jahrzehnte auf sich warten. Für den Rück-
gang der Infektionskrankheiten spielte die praktische Medizin
nur eine geringe Rolle. Die Menschen in ihren besonderen Ge-
fährdungen nach Alter, sozialem Status und Geschlecht standen
in beiden Disziplinen nur indirekt im Blick.

Das änderte sich, als Säuglinge und Kinder und ihre Sterblichkeit in den Fokus der öffentlichen Gesundheit gerieten und

diese Aufmerksamkeit letztlich zu einer neuen Art öffentlicher Interventionen führte. Bevölkerungsstatistiker stellten um 1900 fest, dass die Geburtenzahlen seit den letzten Jahrzehnten des 19. Jahrhunderts im Sinken begriffen waren. Neben der Frage nach einer Steigerung der Geburtenrate, deren Notwendigkeit zum Beispiel schon sehr früh in Frankreich mit dem Menetekel einer überalternden Bevölkerung begründet wurde, geriet auch die Kindersterblichkeit in den westlichen Industriestaaten in die öffentliche Aufmerksamkeit. Letztlich lautete die Frage: Wie bekomme ich die Mütter dazu, die neuen wissenschaftlichen Erkenntnisse der Säuglingspflege und Kindesaufzucht auch anzuwenden? Schnell wurde klar, dass Stillen und Milchversorgung die Schlüssel sein konnten, das Überleben von Kindern zu sichern. Philanthropische Unternehmen wie das Rockefeller Institute in New York förderten Untersuchungen zur Dekontamination von Kuhmilch, und weltweit wurden Stillkampagnen aufgesetzt. Ferner sollten die Wohn- und Schulbedingungen der Kinder verbessert werden. Essen und Wohnen waren also als Gesundheitsrisiken erkannt worden und sollten nun durch Hygiene verbessert werden. So entwickelte sich um die Wende zum 20. Jahrhundert die soziale Hygiene. Sie richtete ihren Blick auf die Krankheiten bestimmter Gruppen der Gesellschaft und deren spezifische, offenbar pathogene Lebensverhältnisse. Die Gesundheitsfürsorge als Praxis der Sozialhygiene fokussierte auf zwei unterschiedliche Gruppen: zum einen auf diejenigen, die durch Alter, soziale Lage oder Berufstätigkeit einer besonderen gesundheitlichen Gefährdung ausgesetzt waren – darunter besonders Mütter und Kinder –, zum anderen auf diejenigen, die durch eine (Volks-)Krankheit sich und ihre Mitmenschen gefährdeten – also etwa Tuberkulöse, Geschlechtskranke, Alkoholiker, Geisteskranke etc. Interventionsfelder der Sozialhygiene waren damit die chronisch-endemischen Infektionskrankheiten als quasi konsumtive Gesundheitsrisiken und das gesamte Feld von Schwangerschaft und Kindesaufzucht als quasi investive Gesundheitsrisiken.

Hinzu trat die verwandte Konstitutionshygiene, die darauf setzte, dass Sport und Aufenthalt an der frischen Luft die Gesundheit von Kindern, Jugendlichen und Erwachsenen verbessern sollten. Der erste Präsident des Deutschen Fußballbundes, der nicht unumstrittene Mediziner Prof. Ferdinand Hueppe (1852–1938), propagierte körperliche Ertüchtigung als Stärkung des Körpers gegen Krankheit. Gleichzeitig gehörte er auch zu den Vertretern einer Rassenhygiene, die davon ausging, dass es für Krankheitsentstehung eine genetische Prädisposition geben müsse. Rassenhygieniker wollten, einer Erblichkeitslogik folgend, Menschen mit angeblich günstigen Genen zur Fortpflanzung ermutigen und Menschen mit angeblich ungünstigen Erbanlagen durch Aufklärung und Appell an ihre Verantwortung für künftige Generationen, aber ggf. auch durch Zwang und Sterilisation, von der Fortpflanzung ausschließen. Diese Idee wurde in Deutschland mit dem nationalsozialistischen „Gesetz zur Verhütung erbkranken Nachwuchses" von 1933 zur Wirklichkeit und lebte auch nach dem Zweiten Weltkrieg in der gewandelten Form einer so genannten Reformeugenik weiter: Nur gesunde Eltern sollten nach dieser Theorie auch Kinder bekommen. Gesundheit war in der Rassenhygiene dabei immer sehr weit gefasst und schloss auch etliche Formen der sozialen Devianz oder Herkunft in ihre Konzeptionen ein.

Wo waren aber bei all diesen im ersten Drittel des 20. Jahrhunderts überlappenden Hygienevorstellungen die Bakterien? Gerade mit Blick auf die Milch und die Mütter von Säuglingen rückten auch sie wieder ins Zentrum. Etliche Aufklärungskampagnen und Ausstellungen zur Hygiene zielten darauf ab, den Menschen beizubringen, was es in ihrem praktischen Leben bedeutet, Krankheitserreger im Zaum zu halten. Nur zwei Beispiele: Die Mütter mussten lernen, statt des üblichen Mehlbreis im Stoffbeutel die Säuglingsnahrung möglichst keimfrei zuzubereiten: Abkochen also, und zwar auch im Sommer. Aber nicht mit dem elektrischen Flaschenwärmer, sondern mit dem Ofen! Besser noch: Die Mütter sollten selbst stillen – Stillpropaganda war das Mittel der Wahl. In fortgeschrittenen Städten wurden die Mütter mit Neugeborenen in den ärmeren Vierteln durch Gemeindepflegerinnen aufgesucht und gegebenenfalls unterrichtet. Zusatznahrung und sonstige Hilfsmittel gab es nur, wenn das Kind auch angelegt und gestillt wurde – als „fürsorgliche Belagerung" hat Ute Frevert diese Strategie bezeichnet.[51] Diese erstreckte sich aber nicht allein auf die Milch und die Mütter. Tuberkulösen etwa wurde beigebracht, dass ihr Speichel Bakterien enthielt, kleine unsichtbare Tierchen, die die Schwindsucht verursachten. Nicht mehr Spucken also – Anti-Spuck-Propaganda! Spucken in einen Spucknapf, in alten Wildwestfilmen noch zu sehen, wurde verpönt, Spucken in eine – blaue – Flasche zunächst propagiert, dann als Stigma entlarvt: Dieser Mensch, der da in die Flasche spuckt, hat Tuberkulose. Also: Gar nicht mehr spucken – höchstens in ein Taschentuch.

Frühe Aufklärungsfilme zur Syphilis stellten die Folgen einer Infektion drastisch dar und schilderten die zumeist schmerzhaften Untersuchungsmethoden, sie erklärten die serologische Nachweismethode, die August Wassermann (1866–1925) 1906 publiziert hatte, oder sie verwiesen auf die Wirkweise des Salvarsan. Eine gesunde Lebensweise wurde mit Glück und Wohlstand, eine ungesunde Lebensführung mit Elend, Einsamkeit und Tod gleichgestellt. Ziel war es, einerseits durch abschreckende Bilder Enthaltsamkeit zu propagieren und andererseits die Inanspruchnahme einer frühen Diagnostik und Therapie anzuregen.[52]

Diese Beispiele sollen eines verdeutlichen: Im modernen medizinischen Sinne gesunde Verhaltensweisen zu verbreiten und diese schließlich auch anzunehmen, ist eine Kulturfrage, die sich über Generationen hinziehen kann. Dies ist wichtig, wenn es darum geht, im Zusammenhang mit den „new emerging diseases" besonders dort, wo die neuen Keime entstehen, neues Verhalten durchzusetzen.

Literaturhinweise:

Berger, Silvia: Bakterien in Krieg und Frieden: Eine Geschichte der medizinischen Bakteriologie in Deutschland, 1890–1933. Göttingen: Wallstein 2013.

Borowy, Iris: Coming to Terms with World Health. The League of Nations Health Organisation 1921–1946. Frankfurt/M.: Lang 2009.

Gradmann, Christoph: Krankheit im Labor. Robert Koch und die medizinische Bakteriologie. Göttingen: Wallstein 2005.

Locher, Wolfgang G.: Max von Pettenkofer – Pionier der wissenschaftlichen Hygiene. Regensburg: Pustet 2018.

Vögele, Jörg: Sozialgeschichte städtischer Gesundheitsverhältnisse während der Urbanisierung. Berlin: Duncker u. Humblot 2001.

Vögele, Jörg/Woelk, Wolfgang (Hrsg.): Stadt, Krankheit und Tod. Geschichte der städtischen Gesundheitsverhältnisse während der epidemiologischen Transition (vom 18. bis ins frühe 20. Jahrhundert). Berlin: Duncker u. Humblot 2000.

5. Agens – Vektor – Wirt
Krankheiten im individuellen und
öffentlichen Leben

Agens – Vektor – Wirt: Beispiel Malaria

Epidemien und Pandemien in ihrem Einfluss auf das private und öffentliche Leben standen bis jetzt im Mittelpunkt der Diskussion. Krankheitserreger wurden nur beiläufig verhandelt. Die Natur eines Seuchenerregers wird unterschätzt. Bis vor einigen Jahren meinten wir, Ansteckungskrankheiten im Griff zu haben. Aber: Protozoen, Bakterien, Viren oder sonstige Krankheitserreger sind Lebewesen, deren Ziel es ist, zu überleben, um sich zu vermehren. Die Tatsache, dass wir von Kleinstlebewesen aller Art umgeben sind und unser Leben – etwa im Fall der Darmbakterien – vom Wirken dieser Kleinstlebewesen abhängt, ist geläufig. Die Menschen, so gesprächsweise ein bekannter Mikrobiologe, sind dazu da, um die Mikroben, die in ihm, auf ihm und um ihn existieren, am Leben zu erhalten, zumal ihre Anzahl größer sei als die der menschlichen Körperzellen.

Kleinstlebewesen und Menschen stehen in inniger Beziehung: Diese Beziehung kann friedlich, kann sogar nützlich sein; sie kann aber auch schädlich sein und zu akuten, zu beschwerlichen chronischen und zu tödlichen Krankheiten führen. Das Agens – in diesem Fall der Krankheitskeim – und sein Wirt sind also gleichgewichtig zu betrachten. Dazu gehören in bestimmten Fällen, nämlich dann, wenn der Krankheitserreger nicht unmittelbar auf den Menschen übergeht, auch Zwischenwirte wie etwa Schnecken, Flöhe oder Mücken. Als Beispiel soll hier die Malaria dienen – möglicherweise der in der Menschheitsgeschichte bedeutendste „echte Killer" (siehe Kapitel 2). An der Malaria sind wahrscheinlich die Hälfte aller jemals lebenden Menschen zugrunde gegangen; die Malaria ist nach wie vor die häufigste Infektionskrankheit der Erde, an der nach dem Malaria World Report 2019 immer noch 228 Millionen Menschen weltweit erkranken und 405 000 sterben.

Mit den im Folgenden geschilderten Tatbeständen, die nicht einmal das biologische und medizinische Basiswissen wiedergeben, soll zumindest ein Eindruck vermittelt werden, worauf sich diejenigen einzulassen haben, die sich mit der Biologie von todbringenden Krankheitserregern befassen. Dies mag auch ein Hinweis darauf sein, was gemeint sein kann, wenn mit Blick auf SARS-CoV2 immer wieder gesagt wird: „Das wissen wir noch nicht." Der Satz gilt auch für die Malaria, die immerhin seit 150 Jahren mit naturwissenschaftlichen Methoden erforscht wird.

Die Malaria wird von Plasmodien übertragen, einzelligen Lebewesen aus der Gattung der so genannten Apicomplexa. Dieser Name bezieht sich auf ein spitzes Körperchen am Kopf der Merozoiten, einer besonderen Form im Lebenszyklus der Plasmodien. Mit diesem Körperchen heften sich die Merozoiten an Rezeptormoleküle von Erythrozyten an und bohren sich in die Blutzellen des Zwischenwirtes ein. Von den vielen Plasmodienarten verursachen fünf die Malaria. In der Geschichte Europas geläufig sind das Plasmodium vivax und das Plasmodium malariae, die das Drei- oder Viertagefieber hervorrufen. Diese Wechselfieber wurden bereits in der antiken griechischen Medizin als eigenständige Krankheiten erkannt. Ebenso bekannt, aber ungleich gefährlicher ist das Plasmodium falciparum, das die gefürchtete Malaria tropica hervorruft.

Die Protozoen werden durch Mücken der Gattung Anopheles übertragen. Diese Mückengattung wurde von dem Entomologen und Botaniker Johann Meigen (1764–1845) Anfang des 19. Jahrhunderts erstmals beschrieben. Erst später stellte sich heraus, dass diese Mücken der Endwirt der Plasmodien (im Endwirt findet die Vermehrung statt) und damit die Malariaüberträger schlechthin sind. Anophelinen sind in vielen Unterarten weltweit vornehmlich in tropischen und subtropischen Gebieten und bei entsprechenden klimatischen Bedingungen auch weit darüber hinaus verbreitet. Für den sexuellen Zyklus der befruchteten Eier, die Sporogonie, sind die weiblichen Mücken auf Blut angewiesen – und hier besonders auf Hämoglobin und Eisen. Für ihre Vermehrung benötigen Anophelinen ansonsten über mehrere Monate hin mindestens gemäßigte Umgebungstemperaturen und Wasser, wo die befruchteten Eier abgelegt werden können und über das Larvenstadium in mehreren Entwicklungsschritten mit jeweils eigenen Namen wieder zu Mücken heranreifen.

Durch den Stich einer infizierten Mücke werden Sporozoiten auf den Zwischenwirt übertragen. Im Zwischenwirt durchlaufen die Plasmodien nach der Infektion ihren asexuellen Vermehrungszyklus, die Schizogonie, die über das Blut in die Leber führt. Von dort befallen sie als Merozoiten die roten Blutkörperchen. Hypnozoiten, so genannte schlafende Merozoiten, können über Jahre und Jahrzehnte auch in anderen Geweben überdauern.[53] In den Erythrozyten entwickeln sich die hier Trophozoiten genannte Entwicklungsstufe zu Schizonten und geben eine artspezifische Zahl von Merozoiten frei. Diese sprengen den Erythrozyten, kommen in die Blutbahn und befallen weitere Blutkörperchen: Der Infizierte hat in dieser Zeit heftiges Fieber. Dies geschieht bei Plasmodium vivax oder malariae in einem festen Rhythmus von 48 oder 72 Stunden – daher der Name Wechselfieber.

Zwischenwirte der Plasmodien sind alle Lebewesen, die roten Blutfarbstoff haben. Wird ein infizierter Zwischenwirt von bis dahin nicht infizierten Anophelesmücken gestochen, infizieren sich diese Mücken mit den inzwischen herangereiften Gametozyten, den weiblichen und männlichen Formen der Plasmodien. Das sexuelle Stadium im Lebenslauf der Plasmodien findet in den Mücken als Endwirt statt. Dass sich Mücken an infizierten Menschen mit Plasmodien infizieren und diese dann weitergeben, ist für die Ausbreitung der Malaria erheblich: Der infizierte Mensch, der in neue, bis dahin malariafreie Gegenden kommt, ist die Quelle für weitere Infektionen – sofern es Anophelesmücken gibt. Da das frühe klinische Stadium der Malaria unspezifisch ist – besonders Typhus und Malaria sind anhand der frühen Symptome schwer zu unterscheiden –, kann der infizierte Mensch die Malaria weitergeben, bevor er typische Symptome wie das Wechselfieber entwickelt. Dass die Malaria heute leicht mikroskopisch im so genannten „dicken Tropfen" diagnostiziert werden kann, blieb den Entdeckungen späterer Zeiten vorbehalten.

Plasmodien gehören zu den ältesten Lebewesen der Erdgeschichte. Im Apicomplex sind Proteine aus dem Pflanzenreich und aus dem Tierreich vereint. Plasmodien kamen ursprünglich aus dem Wasser und haben sich in vielen teils aquatischen, teils terrestrischen Stufen mit anderen Lebensformen auseinandergesetzt und viele Varianten ausgebildet. In den etwa 1,2 Milliarden Jahren ihrer Geschichte haben die Plasmodien eine Lebensform entwickelt, die zum größten Teil in Zellen stattfindet. Damit sind sie der Immunreaktion des Wirts weitgehend entzogen. Überdies zeigen moderne molekularbiologische Untersuchungen, dass sich die Plasmodien, wenn sie den geschützten Raum der Zelle verlassen, tarnen, um nicht vom Immunsystem erkannt zu werden.

Die Mücken von der Gattung der Anopheles bestehen aus über 400 Arten, von denen über 70 Malaria übertragen können. Regional und lokal gibt es meist nur wenige Anophelesarten, die empfänglich für die Malaria sind und diese daher auch übertragen können. Die Malaria-übertragenden Mücken haben sehr unterschiedliche Lebens- und Fortpflanzungsgewohnheiten. Entgegen früheren Annahmen, die von einem unveränderlichen, gleichsam vererbten Verhalten ausgingen, können diese Unterarten wechselseitig den ökologischen Platz einer durch Abwehrmaßnahmen vernichteten Unterart einnehmen. Auch gegen die Infektion mit Malariaparasiten weisen die Mücken eine sehr unterschiedliche Empfänglichkeit aus. Mücken gibt es seit ca. 240 Millionen Jahren.

Zwischenwirte der Plasmodien sind, wie gesagt, alle Lebewesen, die roten Blutfarbstoff haben, mithin alle Wirbeltiere. Menschen und ihre Vorläufer gibt es seit etwa sechs Millionen Jahren. Die Menschen haben sich in bestimmten Gegenden so angepasst, dass es ihnen möglich ist, mit Malaria zu leben. In Afrika ist das so genannte „Duffy-Antigen" ein Hinweis, dass der betreffende Mensch anfällig für die Malaria ist. Die Menschen, die dieses Gen nicht haben, haben einen genetischen Vorteil gegenüber der Malaria. Dieser Vorteil muss sich über lange Zeit entwickelt haben: Das Duffy-Antigen ist unter den Menschen Westafrikas selten. Die Sichelzellanämie – eine erbliche Blutkrankheit – schützt vor der Malaria. Diese Anomalie ist in Malariagegenden weit verbreitet. Die Menschen, die diese genetischen Vorteile nicht haben, sind damit einem erhöhten Selektionsdruck ausgesetzt: Sie erkranken als Kinder, sterben in übergroßer Zahl und nehmen an der Fortpflanzung nicht teil.

Aus diesem allzu kurzen Blick auf die Malaria ist der folgende Schluss zu ziehen: Protozoen, Bakterien, Viren oder sonstige Krankheitserreger nutzen alle Mittel, um sich fortzupflanzen. Zwischen den Lebewesen, die Krankheiten erregen, und ihren Zwischenwirten und Wirten besteht ein dynamisches Verhältnis – es handelt sich also, um auf Robert Koch und die Anfänge der Bakteriologie zurückzukommen, nicht um eine einfache Addition: „Wo Keim, da Krankheit." Vielmehr handelt es sich um eine Funktion, in die mindestens zwei, meistens drei Faktoren eingehen: der Erreger, der Wirt und gegebenenfalls ein Zwischenwirt. Diese drei Faktoren sind keineswegs konstant, sondern verändern sich: Die Virulenz des Erregers, die Immunlage des Zwischenwirtes, die Empfänglichkeit des Wirtes gehen in die Faktoren ein. Hinzu kommen weitere Faktoren wie etwa Ökologie, Temperatur, Bevölkerungsdichte etc. Wir haben es folglich mit einer Funktion zu tun, in der die Faktoren selbst sehr unterschiedliche Größenordnungen annehmen können und weitere Faktoren hinzukommen, die teils für alle, teils für einzelne Faktoren gelten.

Eben diese komplexen Zusammenhänge, die letztlich auf die Natur und damit aus der Biologie von Erreger, Zwischenwirt und Wirt folgen, gilt es auch bei den „new emerging diseases" zu beachten.

Der Kampf gegen den ständigen Begleiter

Die Menschen und Primaten als ihre Vorfahren mussten sich ständig mit der Malaria auseinandersetzen. Dies gilt mit Sicherheit für die klassischen intermittierenden Formen der Malaria, also die Malaria tertiana und die Malaria quartana. Die Malaria tropica ist eine vergleichsweise recht junge Krankheit – wahrscheinlich ist sie mit dem Sesshaftwerden der Menschen etwa 10 000 Jahre vor unserer Zeit verbunden.

Die Verbreitung der Malaria hängt wesentlich von den ökologischen und biologischen Gegebenheiten ab. Prinzipiell ist die Malaria überall dort möglich,

- wo eine Temperatur von mindestens ca. 15 bis 17 Grad Celsius über mehrere Monate hin erreicht wird,
- wo Mücken der Gattung Anopheles vorhanden sind und
- wo schließlich mit Plasmodien infizierte Menschen oder infizierte Mücken in hinreichender Zahl einwandern.

Daraus lässt sich ablesen, dass die Malaria als ständiger Begleiter der Menschheit bis weit in die gemäßigten Zonen der Welt verbreitet gewesen ist. Nur Wüsten und die nördlichen und südlichen kalten Gebiete, in denen sich die Mücken nicht vermehren konnten, blieben verschont. Flussbegradigungen, das Trockenlegen von Sümpfen und Mooren sowie der Ausbau der Kanalisation hatten gegen Ende des 19. Jahrhunderts die Malaria in Deutschland bis auf wenige Gebiete, in denen sie weiter endemisch war, zum Verschwinden gebracht. Nach dem Zweiten Weltkrieg aber trat sie in den zerstörten Städten in heimischer und eingeschleppter Form wieder auf.[54] Auch in England, im südlichen Schweden und in Norwegen war Malaria verbreitet, in Holland war Malaria bis in die 1960er Jahre endemisch.

Die Malaria hat sowohl in der Biologie als auch in der Geschichte der Menschheit tiefe Spuren hinterlassen. Die Menschheitsgeschichte ließe sich in vielen Aspekten als eine Geschichte der Malaria beschreiben. Die Malaria ist aus dem Schrifttum Altägyptens und aus DNA-Spuren in Mumien bekannt. Fieber und Wechselfieber spielen in den hippokratischen Schriften eine erhebliche Rolle. Dass Sümpfe und Fieber miteinander verbunden sind, war geläufig. Bei chronischer Malaria ist die Milz vergrößert. Auf Abbildungen tasten die antiken Ärzte die Milz von Patienten ab. Bereits im Altertum breitete sich die Malaria in Kleinasien aus und entvölkerte die berühmten antiken griechischen Küstenmetropolen. Lange vor der Zeitenwende besiedelte die Malaria von Süden her Italien. Die germanischen Eroberer Westroms gingen an der Malaria zugrunde. Die deutschen Könige und Kaiser vermieden es, im Sommer nach Italien zu ziehen.

Der Name „mala aria" – schlechte Luft –, 1709 von Francesco Torti (1658–1741) erfunden, weist auf das Denken der Zeit hin: Die schlechte Luft des späten Sommers ruft das gefürchtete „febris aestivo-autumnalis" hervor. Nach Amerika wurde die Malaria wahrscheinlich durch den Sklavenhandel eingeschleppt. Die mit Malaria infizierten Siedler, die zum oberen Mississippi vordrangen, freuten sich zunächst über die fruchtbaren Auen, um alsbald von der Malaria heimgesucht zu werden.[55]

Die Therapie war und blieb lange erfolglos. Seit dem 17. Jahrhundert diente Chinarinde (die nichts mit China zu tun hat, sondern aus Chinarindenbäumen gewonnen wird, die ursprünglich in Mittel- und Südamerika heimisch waren) als Medikament. Ihr Inhaltsstoff Chinin wurde 1820 isoliert. Der extrem bitter schmeckende Stoff wurde angeblich von den britischen Kolonialtruppen in Indien, die zwangsweise Chinin zum Schutz vor Malaria einnehmen mussten, mit Gin versetzt, um ihn genießbar zu machen. Daraus soll der Gin Tonic entstanden sein. Die Kinder im Italien der Wende zum 20. Jahrhundert bekamen das Chinin in Schokolade eingehüllt. Das viel wirksamere Chloroquin (Resochin) wurde 1934 von der I. G. Farbenindustrie (Bayer) auf den Markt gebracht. Sein Vertrieb in Europa wurde von Bayer 2019 eingestellt. Seit in den Medien und auch von Bayer selbst diskutiert wird, dass Chloroquin auch gegen Covid-19 helfen könnte, wird der Wirkstoff wieder stark nachgefragt.[56]

Nachdem Alphonse Laveran (1845–1922) 1880 die Plasmodien als Ursachen der Malaria entdeckt hatte, schien sich ein nachvollziehbarer Weg zu öffnen, gegen diese Seuche vorzugehen. An den ersten regionalen Feldversuchen ist zu sehen, wie zur gleichen Zeit wissenschaftsgetrieben, aber ebenso kulturabhängig gegen Massenerkrankungen vorgegangen werden kann. Die experimentelle Hygiene mit ihren breit angelegten horizontalen Assanierungsstrategien – saubere Verhältnisse allerorten – war seinerzeit auch international der vorherrschende gesundheitswissenschaftliche Ansatz. Die Bakteriologie musste sich erst nach und nach durchsetzen. Vor diesem Hintergrund erscheinen die einzelnen Entdeckungen und die daraus resultierenden Abwehrmaßnahmen als jeweils vorsichtig tastende Versuche, die wesentlich durch eigentlich schon in ihrer Zeit überkommene Ideen geprägt wurden. Erschwerend kommt hinzu, dass – aus unserem heutigen Wissen heraus – der vielschichtige Übertragungsweg der Malaria profunde Kenntnisse nicht nur auf medizinischen, sondern auch auf entomologischen und ökologischen Gebieten und damit viele weitere Fachkenntnisse für etwaige Abwehrmaßnahmen verlangte. Und sogar die heutigen Kenntnisse reichen nicht aus, diese Krankheit zum Verschwinden zu bringen.

Seuchenabwehr und Kultur

Selbst unter der Annahme, dass die jeweils neuen Forschungsergebnisse sofort allgemeine Anerkennung finden, ergibt sich folgende Frage: Hat es zwischen der „reinen Biologie" der Malaria, d. h. der naturwissenschaftlichen Erklärung der Malaria, und den daraus abgeleiteten Interventionen Zusammenhänge gegeben, die sich nicht „rein naturwissenschaftlich" erklären lassen? Beeinflussen kulturelle Vorgaben also auch die jeweiligen medizinisch-naturwissenschaftlichen Konstruktionen der Ursachen der Malaria und deren jeweils abgeleitete öffentliche Interventionen?

In der Historiographie der Malaria wurde diese Tatsache an der Bandbreite möglicher öffentlicher Interventionen gegen die Malaria, wie sie zu Anfang dieses Jahrhunderts entwickelt wurden, in geradezu typifizierbarer Weise evident. Unterschieden werden können:

- das angloamerikanische Modell – entwickelt von Ronald Ross (1857–1932) und William Crawford Gorgas (1854–1920): ein spezifiziertes Assanierungsprogramm soll die Mücken (und zwar in ihrem aquatischen Stadium als Larven) als obligate Vektoren ausschalten;
- das deutsche Modell – entwickelt von Robert Koch (1843–1910) und übernommen lediglich von der französischen Armee: ein gezieltes und permanentes Untersuchungsprogramm und die nachfolgende Chininisierung der infizierten Menschen sollen die Infektionskette auf Seiten der Menschen als Erregerreservoir durchbrechen;
- das italienisch-mediterrane Modell – entwickelt von Angelo Celli (1857–1914): das letztlich sozialpolitisch ausgerichtete Programm der „bonification" soll durch eine umfassende hygienische Sanierung des Gebietes und eine ebenso umfassende sozialhygienische Betreuung der Bevölkerung die natürliche und soziale Gesamtsituation eines Malariagebietes nachhaltig verbessern.

Diese drei Modelle hatten typische Defizite. Das angloamerikanische Modell war als generalisierte Intervention gegen alle Mücken, zumindest aber gegen alle Anophelinen überaus aufwendig und teuer. Hier mussten manifeste ökonomische oder militärisch-strategische Interessen gegeben sein, wie dies bei der exorbitant teuren Fertigstellung des Panamakanals Anfang des 20. Jahrhunderts der Fall war.

Das deutsche Modell ließ in der Praxis eine der wesentlichen Vorgaben moderner Gesundheitssicherung offen: die Freizügigkeit von Waren und Menschen. Denn das Durchbrechen der Erregerkette beim Menschen hätte die konsequente Kontrolle und Durch-Chininisierung der gesamten Bevölkerung, zumindest aber der Infizierten eines weitflächig beobachteten Interventionsgebietes vorausgesetzt, in das überdies kein Träger von Plasmodien mehr hineingedurft hätte. Deshalb sind die Interventionsstudien Kochs auch in Deutsch-Ostafrika und in Neuguinea nach Anfangserfolgen gescheitert.

Das italienisch-mediterrane Modell fußte letzten Endes auf einer bestimmten sozialpolitischen Grundhaltung, die neben unmittelbar medizinischen Maßnahmen tiefe Eingriffe in die gesellschaftliche Struktur, Infrastruktur und Lebenswelt sowie damit auch eine entsprechende historische Situation voraussetzte. Somit waren diese drei Modelle mit erheblichen Vorbedingungen behaftet, die ihre generelle Einsetzbarkeit einschränkten.

Diesen drei Programmen der Jahrhundertwende folgte als nächster Schritt die so genannte „Spezies-Assanierung" mit ihren „natürlichen Methoden der Malariabekämpfung". Anfang dieses Jahrhunderts hatte sich herausgestellt, dass nicht nur nicht alle Mücken, sondern nicht einmal alle Anophelinen Malaria übertragen. Die Spezies-Assanierung vereinfachte demnach die Suche nach Malariaüberträgern und begründete gleichzeitig auf neue Weise das Konzept der Bekämpfung der Malaria mit natürlichen Methoden: Die Malaria-spezifischen Mückenarten wurden jeweils an ihrer biologisch angreifbarsten Stelle, meist in ihrem sehr unterschiedlichen Brutverhalten angegriffen. Die Spezies-Assanierung wurde im damaligen Niederländisch-Indien zu einer regelhaft ablaufenden Intervention weiterentwickelt. Seit den 1930er Jahren wurde das Modell der Spezies-Assanierung weltweit – faktisch bis zu den Eradikationsprogrammen, d. h.

zu den Versuchen, Mücken vollständig auszurotten – zu dem Standard-Malaria-Kontroll-Programm.[57]

Als Mittel diente hauptsächlich das in den 1930er Jahren als Mottenschutzmittel (wieder-)entdeckte Insektizid Dichlordiphenyltrichlorethan (DDT). In den 1940er Jahren weltweit erprobt, erwies es sich lange Zeit als wirksames, hochtoxisches Kontaktgift gegen Insekten; gegenüber Menschen wirkte es scheinbar nur gering. 1950 wurden in Afrika erste Modellprojekte durchgeführt, die Malaria durch DDT – aufgesprüht in Häusern („indoor spraying"), gegebenenfalls auch in Ställen – zu bekämpfen. In der Folge richteten sich die Anti-Malaria-Programme allmählich darauf, mit dem billigen, wirksamen und anscheinend ohne größere Folgen einsetzbaren DDT die Anopheles-Mücken derart zu vermindern, dass sie als Vektoren der Plasmodien ausfielen. Aufgrund sorgfältiger epidemiologischer Vorausberechnungen initiierte die WHO Mitte der 1950er Jahre ein globales Eradikationsprogramm.

Nach anfänglichen Erfolgen etwa in Italien und Griechenland wurde, obwohl mit einem enormen Aufwand durchgeführt, der WHO Ende der 1960er Jahre klar, dass dieses Programm als Großprogramm gescheitert war. Dafür gab es eine Reihe von Gründen: Die landesweiten Programme setzten eine sorgfältige Planung, verlässliche Administration, sorgfältige Durchführung und zuverlässige Kontrolle voraus; auch war den Experten klar, dass die Anopheles-Mücken in kurzer Zeit in einem vorbestimmten Umfang hätten ausgerottet werden müssen, um zu verhindern, dass sich DDT-resistente Mückenstämme durch Mutationen herausbilden; schließlich tauchte das völlig inerte DDT am Ende der Nahrungskette auf, nämlich beim Menschen und hier – da fettlöslich – schließlich in der Muttermilch. Anfang der 1970er Jahre wurden die globalen Eradikationsprogramme daher eingestellt.[58] Nachzutragen ist hier allerdings, dass DDT zu über 98 Prozent als generelles und unkontrolliertes Mittel in der Landwirtschaft eingesetzt wurde. DDT wird auch heute noch in lokalen und regionalen Anti-Malaria-Interventionen angewandt.

Biologische Bedingungen, Epidemien und Pandemien auszulöschen

Dieser Ausblick in den keineswegs beendeten Kampf gegen die Malaria zeigt die Komplexität vor allem in der Vielfalt biologischer Gegebenheiten und Reaktionsformen auf. Am Ende steht die Frage, welche ansteckende Krankheit allein aus Gründen ihrer Biologie erfolgreich bekämpft werden kann – oder eben nicht. Hier folgen wir im Wesentlichen den Gedanken des Infektiologen Anton Mayr (1922–2014).[59]

Eine einzelne Infektionskrankheit ist grundsätzlich von der epidemischen Massenausbreitung einer Krankheit zu unterscheiden. Anders ausgedrückt: Eine ansteckende Krankheit ist noch lange keine Seuche. Vielmehr sind zusätzliche Faktoren notwendig, um aus einer Infektion eine Epidemie werden zu lassen. Zwar wird jede Infektionskrankheit kausal durch einen Krankheitserreger verursacht, aber nicht jeder Krankheitserreger hat das Potenzial, eine Epidemie zu verursachen. Dafür muss der Erreger über die Grundbedingung der Infektiosität hinaus einige weitere Eigenschaften aufweisen:

- erhöhte Virulenz und nachfolgende Schwere des Krankheitsverlaufs
- hohe Übertragungsfähigkeit (Kontagiosität) mit entsprechend rascher Ausbreitung der Infektion
- hohe Widerstandsfähigkeit (Tenazität) gegen äußere Einflüsse
- an Stelle der erhöhten Kontagiosität kann auch die Übertragung durch lebende Vektoren, in denen eine Vermehrung der

Erreger stattfindet, eine Rolle spielen, wenn sie schnell und effektiv genug erfolgt. Hierzu zählen in Sonderheit die durch Arthropoden, d. h. durch Mücken, übertragenen Seuchen.

Die Infektiosität und die Virulenz eines Erregers bestimmen die Tatsache und die Gefährlichkeit einer Infektionskrankheit. Darüber hinaus bestimmen die Kontagiosität, die Tenazität und die Übertragung durch Vektoren den Charakter einer Seuche. Dabei reicht bereits eines dieser drei genannten Kriterien aus, um eine Epidemie in Gang zu setzen.

Bei der Bekämpfung einer Seuche ist es das höchste Ziel, den Erreger samt der Krankheit weltweit ein für alle Mal auszurotten. Dies ist mit der Eradikation der Pocken Ende der 1970er Jahre gelungen. Grundvoraussetzung für diesen Erfolg war, dass der Erreger der Pocken, das Variolavirus, nur einen Wirt, nämlich den Menschen, hat. Die Pocken werden direkt von Mensch zu Mensch übertragen. Überdies ist das Pockenvirus recht groß, mithin gut zu untersuchen, und es verändert seine antigenen Eigenschaften in seiner eigenen Vermehrung nicht. Deshalb waren und sind wirksame Impfstoffe weltweit verfügbar, sodass entsprechende Immunisierungskampagnen mit dauerndem Erfolg durchgeführt werden konnten. Die Schlüsselkriterien für den Erfolg der Pocken-Eradikation sind mithin:

- der Erreger hat nur einen Wirt,
- der Erreger darf in der Umwelt nicht überall vorkommen,
- der Erreger wird direkt ohne Zwischenwirte übertragen,
- im Wirt führt die Infektion stets zur Krankheit,
- persistierende latente, d. h. andauernde und nicht weiter auffallende Infektionen gibt es nicht,
- der Erreger darf nicht in verschiedenen serologischen Typen und Subtypen auftreten und muss genetisch stabil sein,

– die Krankheit kann durch weltweite Schutzimpfungen verhindert werden.

Werden diese Kriterien auf die Kinderlähmung, die Influenza
und die Masern angelegt, ergibt sich, dass es wohl nur bei der
Kinderlähmung und den Masern die Aussicht auf eine weltweite
Auslöschung gibt. Bei beiden strebt die WHO schon lange die
weltweite Ausrottung an. Die Erfolge bei der Kinderlähmung
waren zunächst vielversprechend, aber mangelnde Impfbereit-
schaft, der Mangel an Impfstoff, logistische Probleme und auch
kollektiver Widerstand gegen Impfprogramme brachten und
bringen bis heute jedoch immer wieder Rückschläge mit sich.

Demgegenüber erfüllen alle anderen gefährlichen Virus-
krankheiten

– des Menschen, wie Windpocken, Mumps, HIV-Infektionen,
Pest, Röteln, Herpes Zoster,
– bei Mensch und Tier Tollwut und Influenza A sowie
– bei Tieren Maul- und Klauenseuche, Rinderpest, Pferdepest,
Geflügelpest und Schweinepest

die für eine Eradikation notwendigen Kriterien nicht.

Anton Mayr diskutiert in seinem Beitrag ausschließlich Seuchen, die durch Viren übertragen werden – dies ist bei den „new
emerging diseases" durchweg der Fall.

Seuchen und Zivilisation – die Natur im menschlichen Zusammenleben

Die Natur und die Biologie als betrachtete Natur spielen in der
Frage, wie mit Epi- und Pandemien umzugehen ist, eine entscheidende Rolle. Wir Menschen sind Teil dieser Natur – die Trennung

von Kultur und Natur hat immer etwas Schematisches und Künstliches. Im Versuch, die Natur zu kontrollieren, bleibt der Mensch ein Teil der Natur: ein Faktum, das die heutigen Menschen in den Metropolen anscheinend vergessen haben. Die historische Frage zu diesem Komplex lautet: Wie hängen die Möglichkeiten, die die Umwelt bietet, mit der Geschichte der Zivilisation, gegebenenfalls mit den Krankheiten der Menschen zusammen? Die hier geschilderten Phänomene der weltweiten Bezüge von Kulturen, Seuchen und der Natur sind in der „Worldhistory" als der Geschichte einer sich wechselseitig beeinflussenden Welt verschiedener Zivilisationen schon vor Jahrzehnten aufgegriffen worden. William H. McNeill (1917–2016), eine der großen Gestalten in der Schule der „Worldhistory", hat bereits 1976 das Thema „Plagues and Peoples" auf der Grundlage der biologischen Möglichkeiten unterschiedlicher Gebiete der Erde behandelt.[60]

Die damals etablierte Medizingeschichte wurde von diesem Buch überrascht: Ein nicht medizinisch bewanderter Historiker wagt sich auf medizinhistorisches Gebiet? Die – überfällige – Antwort aus der Annales-Schule, die mit ähnlichen Forschungsansätzen wie die Worldhistory arbeitete, kam 1984 mit „Les épidémies dans l'histoire de l'homme" von Jacques Ruffié (1921–2004) und Jean-Charles Sournia (1917–2000).[61] Wie weit der Ansatz trägt, allein aufgrund geologischer, klimatischer und biologischer Gegebenheiten die historischen Möglichkeiten für die Menschheitsgeschichte einschließlich der Möglichkeiten ihrer Gesundheit zu erkunden, zeigt das Werk des Evolutionsbiologen, Anthropologen und Historikers Jared Diamond (geb. 1937) „Guns, Germs, and Steel":[62] Nicht nur Geographie und Klima, sondern auch die Tier- und Pflanzenwelt sind dafür maßgeblich, ob und wie sich eine Kultur entwickelt.

Zusammengefasst lautet die Geschichte: Die gesundheitlichen Umgebungsbedingungen der Menschen sollten sich mit dem Übergang von der Sammler- und Jägerkultur zur jungsteinzeitlichen Kultur von Ackerbau und Viehzucht massiv ändern. Der Mensch selbst produziert diesen Wandel. Das so genannte Anthropozän, wie seit neuestem die Epoche benannt wird, in der der Mensch die biologischen und atmosphärischen Bedingungen auf der Erde mitgestaltet und verändert, hat also nicht, wie von den Begriffsbildnern angedeutet, erst mit seinem maßgeblichen Einfluss auf das Klima und die Geologie begonnen,[63] sondern im engeren Sinne des Wortes viel früher. Abgesehen von den umwälzenden sozialen Folgen – Landbesitz, Patriarchat, Kriegswesen etc. – hatte das enge Zusammenleben großer Menschenzahlen und das Zusammenleben mit Haustieren umwälzende Folgen für die Gesundheit der Menschen. Während in den kleinen, isolierten Gruppen der Jäger- und Sammlerkultur – vielleicht 30, vielleicht 50 Menschen – akute ansteckende Krankheiten gleichsam in und womöglich mit der Gruppe ausbrannten, bot die Dichte vieler Menschen – 3000 bis 10 000 Menschen – von nun an überhaupt erst die biologischen Möglichkeiten für endemische und epidemische Seuchen. Darüber hinaus mussten sich die Menschen notwendig mit den jeweils arteigenen Viren, Bakterien, Pilzen oder Parasiten ihrer neuen Mitbewohner auseinandersetzen.

Damit beginnt das Zeitalter der Endemien und Epidemien, es beginnt das Zeitalter der Zoonosen, der wechselseitig von Menschen und Tieren übertragbaren Krankheiten. Parasiten wie Würmer oder Krätze sind die einfacheren, virale Erreger wie Pocken, Noro-Viren (schwerer Durchfall: höhere Sterblichkeit bei Säuglingen und Kleinkindern), bakterielle Erreger wie Salmonellen (Typhus), Tuberkulose, Milzbrand oder Pest die folgenreicheren Krankheiten, die einen erheblichen Selektionsdruck unter den Menschen auslösten.[64] Dies gilt bis heute, wie an den „new emerging diseases" zu sehen, die zu annähernd 80 Prozent Zoonosen, also von Tieren ausgehende Krankheiten sind. Vergleichbares gilt für die Ernährungsweisen, die aus dieser neuen Kulturstufe folgten: Heutzutage regional verteilte Unverträglichkeiten gegenüber Cerealien, Milch oder Alkohol folgen aus einer über viele Generationen gegeben Selektion.

Seit Menschen in größeren Gruppen zusammenleben, schleppen sie ihre Krankheiten über ihre Land- und Seewege bei Reisen, Fluchten, Migrationszügen und vor allem auch Kriegen mit: die Pestzüge im Altertum, im Mittelalter oder in der Neuzeit, Pockenepidemien, die Lepra, die Syphilis, die Cholera, das Gelbfieber. So kam es also mit der Ausbreitung der Menschen über die Welt generell und speziell durch die Verkehrswege zu Seuchenzügen, schließlich zu einer globalhistorischen Ausbreitung von Krankheitserregern und Krankheiten – von den Kriegen und Handelszügen der Antike und des Mittelalters über die Seefahrtswege und Eroberungszüge der frühen Neuzeit und im Zeitalter des Imperialismus bis hin zur aktuellen Ausbreitung akuter viraler Epidemien und hämorrhagischer Fieber (wie etwa Ebola) durch den Flugverkehr, Krankheiten, die zuvor in ihrem endemischen Reservoir ausgeklungen wären.

Der Annales-Historiker Emmanuel Le Roy Ladurie (geb. 1929) hat für dieses Geschehen den Ausdruck „l'unification microbiènne du monde" (die mikrobielle Vereinigung der Welt) geprägt.[65] William H. McNeill spricht von der „confluence of the civilized disease-pools of Eurasia" (dem Zusammenfließen der zivilisationsassoziierten Krankheitsreservoirs Eurasiens).[66] Heute können wir aufgrund der globalen Angleichung von Verhältnissen und Verhalten von der Globalisierung von endemischen und epidemischen Gesundheitsgefahren sprechen. Diese umfassen keineswegs nur ansteckende, sondern auch chronische Krankheiten wie kardiovaskuläre oder stoffwechselbedingte Krankheiten sowie bösartige Neubildungen. Das erfordert eine globale Abwehr, eine „Global Health".

Die Sinngebung von Epidemien

Aus den bisherigen Erörterungen ist deutlich geworden, dass die Natur eine ausschlaggebende Rolle sowohl für die Tatsache von Seuchen als auch für die Wahrnehmung von Seuchen spielt. Die westliche Medizin gründet sich geradezu darauf, dass Krankheiten aus Animismus und Mythos herausgenommen und, wie Hippokrates 400 Jahre vor unserer Zeit zitiert wird, „der Natur nach" erklärt werden. Die moderne Medizin hat sich seit dem 18. Jahrhundert gänzlich der Chemie und Physik verschrieben und damit die Iatrotechnologie (eine technisch einwirkende Medizin) geschaffen. Ihre Axiome lauten: Es gibt keine Lebenskraft, alle Lebensprozesse sind physikalisch und chemisch zu erklären, in alle Lebensprozesse – ob physiologisch oder pathologisch – kann mittels Chemie und Physik gleichsam technisch eingegriffen werden.

Auf der Basis des biochemisch-physiologischen Wissens hat aktuelle Medizin in einer „molekularen Transition" die Biologie zur maßgeblichen Bezugsdisziplin erkoren. Sie ist spätestens seit dem Zweiten Weltkrieg nun eine Biomedizin, seit den 1980er Jahren zunehmend eine molekular-biologische Medizin. Ihre aktuellen Grundprinzipien sind a) die Idee, dass in allen Lebewesen die gleichen Mechanismen die Physiologie und Pathologie bestimmen (Universalismus), b) dass es möglich ist, Lebewesen in ihren kleinsten Einheiten, auf molekularer Ebene, zu untersuchen und dabei die universellen Mechanismen zu begreifen (Reduktionismus), und c) dass Modellorganismen genutzt werden können, um Krankheiten, die sich im Menschen zeigen, dem Grunde nach zu modellieren und zu untersuchen (Modellierung).[67]

Iatrotechnologische Medizin und Biomedizin sind seit dem 19. Jahrhundert eine Macht im Leben der Menschen geworden. Sie lassen die Welt der Krankheit kontrollierbar erscheinen. Das gilt auch und gerade für die Prävention von Krankheiten. In der Denkfigur des „homo hygienicus" in der „civitas hygienica" – ein Ergebnis der Gesundheitswissenschaften und der öffentlichen Gesundheitsleistungen des 19. und 20. Jahrhunderts – werden Verhältnisse und Verhalten der Menschen nach medizinischen Kriterien gesteuert.[68] Den Gipfelpunkt erreicht diese Steuerung, wenn der Mensch sie sich selbst zu eigen macht und aus der Kopplung von Selbstsorge, Individualisierung und Prävention die Denkfigur des „präventiven Selbst" wird.[69]

Stößt die scheinbar über den Körper und die Welt gewonnene Kontrolle an ihre Grenzen, setzt eine Suche nach Sinn ein, wie auch in der aktuellen Corona-Pandemie die Sinnsuche in jedem Medium ihre Blüten treibt. In der Debatte ragen drei Vorstellungen der Natur heraus, die sich im Wesentlichen fast immer in eine der Kategorien einordnen lassen, die der Soziologe Bernhard Gill in seiner Schrift „Streitfall Natur" voneinander differenziert hat.[70] Er folgte dabei einem kulturtheoretischen Ansatz in der Analyse von Umweltkonflikten. Grundthese ist, dass Umwelt- und Technikkonflikte sich in gesellschaftlichen Debatten weniger an objektiven Parametern oder rationalen Beweisführungen festmachen lassen, sondern vielmehr an subjektiven Risikoabschätzungen und impliziten Vorstellungen der äußeren Natur. Drei wesentliche Kosmologien hat Gill herausgearbeitet, die gleichzeitig nebeneinanderstehen können: 1. eine identitätsorientierte Kosmologie, nach der Natur und Individuum eine Einheit bilden, deren Störung zu Krankheit führt, 2. eine utilitätsorientierte Kosmologie, der zufolge die Natur als ein passives Objekt des technischen Handelns betrachtet wird und die Natur zu beherrschen eine Kontingenzreduktion mit sich bringt, und

3. die alteritätsorientierte Kosmologie, nach der die beherrschte Natur nach Freiheit drängt und mit der Befreiung der Natur positive Assoziationen verbunden werden.

Auf Epidemien im Allgemeinen und die Corona-Pandemie im Speziellen bezogen bringen diese Naturvorstellungen unterschiedliche Sinngebungen hervor. Die immer wieder kolportierte Idee, dass die Epidemie eine Strafe Gottes beispielsweise für sündiges Leben oder die Zerstörung der Schöpfung sei, fügt sich ein in die an Identität orientierte Sicht auf die Welt. Die Einschätzung, dass Viren und Bakterien in der Entstehung ihrer Pathogenität erklärbar seien, passt in die utilitätsorientierte Weltsicht. Hier fügen sich die Theorien z. B. über die Steigerung der Pathogenität von Coronaviren über Tierpassagen ein. Aus wissenschaftlicher Sicht, die ja der utilitätsorientierten Weltsicht folgt, erscheint dies auch die wahrscheinlichste Erklärung für die Entstehung von Covid-19 zu sein. Zur alteritätsorientierten Weltanschauung wiederum passen die beliebten Verschwörungstheorien, nach denen für den Menschen gefährliche Viren und Bakterien eine befreite Natur repräsentierten – etwa wenn davon die Rede ist, dass im Labor erzeugte Krankheitserreger durch einen Laborunfall in die Natur gelangt seien und hier nun ihr Unwesen treiben.

In unserer heutigen Welt, die sich an eine wissenschaftliche Weltsicht gewöhnt hat, fragt man sich, warum diese anderen Weltanschauungen immer noch wirkmächtig sind. Ein Grund dafür mag darin liegen, dass die wissenschaftliche Sicht so „normal" erscheint, dass sie nur selten Gegenstand von popkulturellen Produktionen wird, während gerade z. B. in Katastrophenfilmen über Pandemien die alteritätsorientierte Kosmologie den Stoff bildet, aus dem spannende Geschichten gestrickt werden. Filme wie „Outbreak", „World War Z", „I am Legend" und fast das ganze aktuelle Zombiegenre, die aktuelle „Planet der Affen"-Reihe – alle diese Filme leben von der Idee, dass durch Unfälle, Korruption,

Gier oder Ruhmsucht eine eigentlich beherrschte Natur sich befreit und nun die Welt zurückerobert. Vielleicht ist die Sehnsucht nach solchen Szenarien eine Signatur unserer Epoche (die manche als Postmoderne bezeichnen).

Sie ist eben aber auch eine Folge davon, dass die meisten Gesellschaften der Welt sich an eine naturwissenschaftliche Sicht auf das Leben und die Natur gewöhnt haben. Sie haben das Bild einer wissenschaftlich und technisch beherrschbaren Natur so in ihr Denken integriert, dass von den alternativen und eigentlich damit ja undenkbaren Szenarien ein ähnlich hoher Unterhaltungswert ausgeht, wie ihn der Blick auf das andere oder der in den Abgrund mit sich bringen: die Natur hat sich so zu benehmen, wie wir es, je nach Saison und Laune, gerne hätten.

Biomacht und Biopolitik

Die mit der Vernaturwissenschaftlichung der ganzen Welt einhergehende „Rationalisierung des Körpers" (nach Max Weber (1864–1920)) im „Prozess der Zivilisation" (nach Norbert Elias (1897–1990)) ist in den Kulturwissenschaften vielfach analysiert und zum Gegenstand historischer und philosophischer Debatten geworden. Besonders ist die Verflechtung zwischen dieser Weltsicht und ihrer gesellschaftlichen Wirkung analysiert worden. Dabei spielt auch die Frage eine Rolle, wem diese Weltsicht nützt oder wer sie nutzt. Aus den vielen Konzepten und Denkfiguren sind die Gedanken von Michel Foucault (1926–1984) zur Biomacht und Biopolitik die einflussreichsten: Kulturen beruhen auf Praktiken, die ein Regelverhalten voraussetzen. Dieses Regelverhalten setzt Machtverhältnisse voraus. Macht und Gewalt sind im Weber'schen Sinne zu unterscheiden. Gesellschaftliche Macht ist im Gegensatz zu staatlicher Gewalt diffus und nicht formal gebunden.

Wissen gleich welcher Art gestaltet gesellschaftliche Macht-verhältnisse. „Wissen ist Macht" – dieses Wort Francis Bacons (1561–1626) galt und gilt schon bei Bacon also keineswegs nur für die Natur, sondern auch für das Ich und für die Gesell-schaft. In modernen Wissensgesellschaften wird die Diffusion von Wissen zum Königsweg, Verhältnisse und Verhalten zu gestalten. Wissen ist stets intrinsisch mit Macht verbunden. Wahrheitsspiele werden durch Vokabulare und Rationalitäts-standards geprägt. Diese sind nicht notwendig repressiv, ganz im Gegenteil: Sie können als befreiend und selbstbestimmt erlebt werden. Dies gilt zumal dann, wenn Verhaltensregeln als produktiv erlebt werden können, wie dies bei zivilisatorisch angemessenem Gesundheitsverhalten der Fall ist. Hier setzt der Gedanke der „Biopolitik" von Michel Foucault an.

Kurz vor seinem Tod hat Michel Foucault sich dem Thema der „Kunst des Regierens" gewidmet. Über die Analyse politi-scher Zugriffe auf das Leben (Biopolitik) hinausgehend, haben die so genannten Gouvernementalitätsstudien jene Prozesse in den Blick genommen, mit denen sich das Individuum Wissen über das Leben aneignet, es transformiert oder in persönliche Lebensqualität umsetzt.

„Biós" – so Vittoria Borsò (geb. 1947) – ist zunächst das un-betrachtete Leben.[71] Das betrachtete Leben ist bereits Biologie. Kulturwissenschaftlich ist Leben ein Werden, ein offener Prozess, der sich in der Spannung zwischen gesellschaftlichem Regieren und persönlichem Gestalten jeweils zu variablen Lebensformen (gesund/krank, jung/alt etc.) kristallisieren kann. „Gesellschaft-liches Regieren" impliziert dabei Einflussnahme durch das Gesundheitssystem, durch Politik, Wissenschaft und Medien. „Individuelles Gestalten" umfasst die partikulären, lebenswelt-lichen, subjektbezogenen und (kognitiv) situierten Handlungen, in denen das Individuum die eigenen leiblichen, psychischen, emotionalen Investitionen ins Spiel bringt. Diese Spannungsverhältnisse führen zu verschiedenen gesellschaftlichen und individuellen Prozessen: zu Techniken und Praktiken der Produktion von Wissen über Leben und Lebewesen und der Intervention in die Prozesse des Lebens, zu Subjektivierungsweisen und schließlich zu den Medien der Diffusion, zur Medialität und Ästhetik der Wahrnehmung.

Daraus resultieren beispielsweise

- Wahrheitsregime, kognitive, linguistische Verfahren für Produktion von „Wahrheiten" über den Körper, die Definition von Werten und ethischen Entscheidungsrahmen in der Gesundheitspolitik (etwa Konsequenzen der Definition, was als Leiden gilt) (Gegenstände der Philosophie, Geschichte, Soziologie, Sprachwissenschaft)
- Einflüsse ökonomischer Faktoren für die Produktion von Werten; Kosten und Profite dieser Werte (Wer profitiert, wer leidet?) (Gegenstände der Volkswirtschaft)
- die Arten und Weisen, wie sich Subjekte das Wissen über den Körper und über Körper-, Geschlechterordnungen aneignen, Individualisierung als definiertes Ziel von Gesundheit (Lebenswert für wen? Individualisierte Entscheidungen); Einschreibung von Leiden in den Leib einzelner Menschen; Rückkoppelungen individueller Aneignungen mit dem Gesundheitssystem, z. B. durch Bildung von Biosozialität (Paul Rabinow (geb. 1944), Nikolas Rose (geb. 1947)) (Gegenstände der Psychologie, Psychosomatik, Kognitionswissenschaften, Literatur- und Kunstwissenschaft, Kulturwissenschaften, Sozialwissenschaften).

Diese Gedanken Foucaults sind von seinen Schülern und Nachfolgern nochmals verschärft worden. Foucaults Studien begannen mit der Wahrnehmung des Wahnsinns und dem Umgang mit Sexualität. Gerade die Sexualität spielt für ihn eine große Rolle, wenn über sie Politik, im engeren Sinne Gesundheits- und Bevölkerungspolitik verhandelt wird, beispielsweise in den oben geschilderten Versuchen zur Regulierung von Geburten- oder Sterblichkeitszahlen. Die von Foucault gezeichnete historische Linie der zunehmenden politischen Indienstnahme der Biologie, ihrer Sinngebung und der damit einhergehenden Ausübung von Macht hat sich – so Giorgio Agamben (geb. 1942) in seinem Buch „Homo sacer"[72] – in den kommunistischen und nazistischen Lagern, im Gulag und in Auschwitz fortgesetzt. Biopolitik führt zwangsläufig in totalitäre Regime – so auch die jüngsten Stellungnahmen von Agamben. Es geht um die Frage, ob der Souverän Herrschaft über „das nackte Leben", also das Letzte, was einem Menschen nach Entkleidung aller Rechte noch bleibt, gewinnt.

Die Studien Foucaults und vieler anderer, darunter die von der Soziologie her kommenden Studien von Pierre Bourdieu (1930–2002) über den Habitus, legen Wirkmechanismen offen, durch die Natur, der „Bios" von Individuen, Gemeinschaften und Staaten gesteuert wird. Selbstredend gilt diese Blickrichtung für alle historischen und aktuellen Gemeinschaften und Gesellschaften: Jede Kultur hat ihr eigenes, kulturadäquates implizites, gegebenenfalls auch explizites Bild ihres öffentlichen Körpers und des Körpers der Menschen in diesen Gesellschaften, das sich bis hin in einzelne Bewegungen auswirkt.

Auch in demokratischen Gesellschaften wird der individuelle und soziale Körper letztendlich öffentlich gestaltet. Während in autoritären Staaten die Zentralgewalt versucht, die Bürger in zeremonialer Gewalt zu kontrollieren, sind es in demokratischen Gesellschaften die Bürgerinnen und Bürger zunächst einmal selbst und dann gegenseitig. Die bis in Körperdaten reichende Digitalisierung bildet hier einen vorläufigen Gipfelpunkt. Diese neueste Dimension, Körper zu gestalten, schwankt wie stets zwischen öffentlichem Interesse und individuellen Zielen. Wenn privates Wollen und öffentliche Interessen einhergehen, wird sich die Biomacht vollständig verwirklichen: Essen, Trinken, Gewicht und Aussehen des Körpers, Fitness und nun im Falle der Pandemie Kontakt- und Bewegungsdaten bieten Paradebeispiele für diese „Selbst"-disziplinierung. Aus dem sichtbaren „Überwachen und Strafen"[73] – so der Titel eines berühmten Buches von Michel Foucault – wird mit der elektronischen Handykultur ein „Überwachen und Spaßen" – das ist subtile Biopolitik in der IT-Kultur.

Spiel und Spaß als Selbstüberwachungsmaschine

Was ist damit gemeint? Spielen ist eine zutiefst menschliche Eigenschaft – „homo ludens", so die Denkfigur des Kulturhistorikers Johan Huizinga (1872–1945).[74] Körperdaten werden mit wissenschaftlichen Methoden seit dem 18. Jahrhundert und den seit dem 19. Jahrhundert immer vielfältiger ausgestalteten technischen Systemen vom Fieberthermometer über die Waage bis hin zum Blutdruckmessgerät erhoben. Diese Daten werden verglichen, normiert, aber spielend gehandhabt. Das trifft auch auf ansteckende Erkrankungen und ihre Vermessung zu. Ein schönes Beispiel ist in Thomas Manns „Zauberberg" zu finden, in dem immer wieder die „Gaffky-Zahl" als Maß für den Krankheitszustand genannt wird. Kochs Mitarbeiter Georg Gaffky (1850–1918) hatte eine Skala zum Maß der Tuberkulosebakterien im Auswurf erstellt, die Auskunft über den Schweregrad der Erkrankung geben sollte. Im „Zauberberg" dient die Skala den Patienten dazu, in einer Art Wettkampf das eigene Kranksein mit dem der anderen Patienten zu messen und damit zugleich ihre Position in der Hierarchie der Kranken zu begründen.

Viele dieser medizinischen Messsysteme sind im Laufe der zweiten Hälfte des 20. Jahrhunderts aus der Praxis oder dem öffentlichen Bereich ins Private gewandert. Waren beispielsweise Körperwaagen Anfang des Jahrhunderts eine Jahrmarktattraktion, zu der Schokolade ausgegeben wurde, so wurden sie nach dem Zweiten Weltkrieg einerseits Normierungsmittel, indem sie ein Normalgewicht in ihre Skalen integrierten, andererseits rückten sie in die Haushalte als Selbstdisziplinierungsgerät vor. Die Kopplung von Körpergewicht mit Gesundheitsvorsorge – das Normalgewicht als Ziel, um in Zukunft gesund zu bleiben – wendet die öffentliche Angelegenheit der Gesundheitsvorsorge in die private Selbstsorge.[75] Ähnliches ist beim Blutdruck zu beobachten. Öffentliche Gesundheitsvorsorge wird mehr und mehr individualisiert. Wer hätte keine Waage im Haus, wie viele Menschen haben ein Blutdruckmessgerät? Das Individuum unterwirft sich der Selbstkontrolle durch eine Technik und damit den Akteurinnen und Akteuren hinter der Technik, die wissenschaftlich ermitteln und bestimmen, welche Zahlenbereiche als normal und welche als pathologisch zu gelten haben. Wir denken an den „normalen Blutdruck" oder an die „normalen Blutfettwerte", die nicht einmal biologische Entitäten sind, sondern alle Weile durch Konsenskommissionen neu festgelegt werden. Die Digitalisierung und Verlagerung vieler Messsysteme in die Smartwatch oder ins Mobiltelefon bilden in dieser Entwicklung eine neue Qualität ab, weil sie die Vernetzung verschiedenster Daten vereinfachten und individuelle Profile viel leichter erhebbar machten, als dies noch mit Messsystem, Stift und Papier der Fall war.

Neu aber ist die Lust der Menschen am Messen, Zählen und Vergleichen von Körperdaten nicht. Das Spiel ist nun nur ernster geworden, wenn es zum Selbstzweck wird, eine bestimmte Messgröße mit gesundheitlichen Intentionen in Übereinstimmung zu bringen. Die Idee der Prävention wandert immer weiter aus der öffentlichen Gesundheitsvorsorge in das individuelle Dasein. Eine Strafe für Fehlverhalten (z. B. Gewichtszunahme oder ausgebliebene Bewegung gemessen an der Schrittzahl) muss nicht mehr durch eine Gesundheitsaufsicht erfolgen. Vielmehr ist das Ziel der in Zahlen ausgedrückten Gesundheit so verinnerlicht, dass der oder die Betreffende sich selbst, und sei es nur durch ein schlechtes Gewissen, bestraft. Kurzum: Spiel und Spaß sind zur Selbstüberwachungsmaschine geworden.[76]

Welche Bereiche des Lebens, die technisch messbar gemacht werden, werden in medizinischen Kategorien gedeutet und welche nicht? Hier kann es im historischen Verlauf vorkommen, dass medizinische Deutungsmuster in vorher nicht medizinisch verstandene Lebensbereiche übertragen werden. Dieses Phänomen wird als Medikalisierung bezeichnet.[77] Es geht in der zweiten Hälfte des 20. Jahrhunderts Hand in Hand mit der Entwicklung eines Risikokonzepts von Gesundheit und Krankheit, in dem versucht wird, Faktoren zu bestimmen, die zu Krankheit führen können. Diese können zunächst ganz unmedizinische Verhaltens- oder Lebensweisen gewesen sein, die nun mit zunehmendem Wissen, der ständigen Ausweitung eines Risikokonzepts sowie einer medizinischen Deutung medizinische Relevanz bekommen. So hat sich auch der Startpunkt einer medizinischen (oder besser: gesundheitswirksamen) Intervention bzw. das Angebot und die Inanspruchnahme einer medizinischen Leistung in den letzten hundert Jahren zusehends von der Erkrankung hin zur Gesundheit und anschließend zu den Risiken verschoben, die Gesundheit gefährden. Von den Patienten wird die Wahrnehmung einer Erkrankung zunehmend nicht mehr von den Symptomen des pathologischen Prozesses bestimmt, sondern von Messwerten und der eigenen Verortung auf einer Skala drohender Krankheiten.

Die Erkrankung bzw. das Risiko einer Erkrankung wird nun von Anbeginn an in ein umfassendes Management überführt.

Auch das ist übrigens in der Menschheitsgeschichte nicht unbekannt. Die Diät als Mittel des „Gesundbleibens" bestimmte die Medizin der Antike ebenso wie die des Spätmittelalters mit seinen vielfältigen Gesundheitsempfehlungen. Allerdings war diese Welt einer winzigen Oberschicht vorbehalten, die frei entscheiden konnte, ob sie sich dem Regime der Gesundheit unterwarf. Jetzt geht es darum, in einer offenen Gesellschaft das Verhalten aller Menschen zu steuern – und zwar nicht von oben oder einer übergeordneten Gewalt her, sondern aus den Zwängen des gesellschaftlichen Zusammenlebens, das weitgehend ohne formale Kontrollen funktionieren muss. Wir könnten auch so schließen: Nur mit Spiel und Spaß in der Selbstkontrolle ist ein gedeihliches Zusammenleben in der globalen Welt möglich.

Diese erst einmal wertfrei zu konstatierende Entwicklung hat u. a. zu heftiger Kritik an dem Phänomen der Medikalisierung geführt. Um diese wiederum zu verstehen, ist eine konsequente Historisierung von Konzepten wie der Medikalisierung, Technisierung oder Individualisierung notwendig. Wichtig ist die Historisierung hier, wenn mit Blick auf das Auftreten und den Umgang mit der aktuellen Corona-Pandemie die öffentlichen Gegenmaßnahmen im Lichte dieser Deutungsmuster diskutiert werden.

„Hilfe, das RKI hat die Macht in Deutschland übernommen" – so hieß es in einem Leserbrief.[78] So sehr solche Diskussionen unsere Augen dafür öffnen, was in unserer Gesellschaft geschieht, und so wichtig sie sind, kritisch zu bleiben, wenn Grundrechte mit medizinischen Risikoargumenten außer Kraft gesetzt werden, so klar muss die Frage lauten: Was bringen uns diese Theorien, wenn es darum geht, Epi- oder Pandemien abzuwehren?

Der Schweizer Historiker Philipp Sarasin hat hier eine kluge Analyse vorgelegt, die die Konzepte der Biomacht und Biopolitik historisiert und auf die aktuelle Pandemie bezieht.[79] In ähnlich vorsichtiger Weise muss auch mit den anderen hier aufgeführten

Erklärungsmodellen der medizinischen Gesellschaftsentwicklung der letzten Jahre umgegangen werden. Sarasin konstatiert, dass die Rede von der Biopolitik ungeheuer verlockend ist, wenn man von außen betrachtet, wie Regierungen weltweit unter der Maßgabe der öffentlichen Gesundheit Freiheitsrechte außer Kraft setzen. Der 1984 verstorbene Foucault erscheint damit wie ein großer Prophet. Sarasin weist nun aber darauf hin, wie Foucault auf die Lepra, die Pest und die Pocken als drei epidemisch inspirierte Denkmodelle rekurrierte, die er mit unterschiedlichen Formen des (biopolitischen) Regierens assoziierte: Während der Umgang mit der Lepra dadurch gekennzeichnet sei, dass nur die Kranken aus- bzw. eingesperrt worden seien, sei der Umgang mit der Pest durch radikale Disziplinierung größerer Gruppen zu charakterisieren: Überwachung und Kontrolle (z. B. an Grenzen und Stadtmauer) sowie die Einschränkung des Bewegungsraumes sind für Foucault die Merkmale der mit Blick auf die Pest betriebenen Politik. Der Umgang mit den Pocken wiederum zeichne sich dadurch aus, dass der Staat hier einerseits die Ausbreitung statistisch beobachtend überwacht habe, während er gleichzeitig auf Impfungen zum Schutz gesetzt habe. Dabei habe er austarieren müssen, wie weit Disziplinierung gehen konnte, ohne individuelle Freiheitsrechte so weit einzuschränken, dass eine liberalisierte Gesellschaft auseinanderbricht. Zwar bestehe auch hier die Gefahr einer überschießenden Disziplinierung; aber das bedeute die Rückkehr in Autoritätsregime.

Am Ende zieht Sarasin vier Schlussfolgerungen, die für die aktuelle Diskussion von besonderer Wichtigkeit sind: Zum einen laufen die verschiedenen Modelle weltweit gleichzeitig ab. Dabei folge China eher dem Pestmodell, während Staaten, die wie Südkorea auf digitales individuelles Monitoring von Betroffenen setzten, eher dem Pockenmodell folgten. Zweitens sei im Blick zu behalten, dass eine Rückkehr zu autoritären Modellen auch in liberalen Gesellschaften denkbar sei. Seien erst einmal Datenschutzgrenzen zum Beispiel in der Auswertung von Mobilfunkdaten gefallen, seien sie auch nach der Pandemie eventuell nur schwerlich wieder einzuholen. Zumindest bestehe die Gefahr der umfänglichen staatlichen Nutzung von Gesundheitsdaten und – um den Bogen zu den obigen Ausführungen zu schließen – aus „Überwachen und Spaßen" wird wieder ein „Überwachen und Strafen". Drittens sei das Ziel, die Ausbreitung der Seuche mittels „social distancing" zu verlangsamen, ein legitimes und vernünftiges Ziel staatlicher Gesundheitspolitik, das mit dem Setzen auf Selbstsorge und die Sorge um Andere grundsätzlich die Freiheit der Individuen anerkenne. Zuletzt, warnt er, drohe aber auch wieder die große Einsperrung, die Foucault für die Lepra konstatiert hatte, nämlich dann, wenn die Rede davon ist, dass man zum Schutz der Wirtschaft vermeintliche Risikogruppen wie alte Menschen doch einfach einsperren, sich selbst überlassen oder sterben lassen könne.

Literaturhinweise:

Diamond, Jared: Arm und reich. Die Schicksale menschlicher Gesellschaften. Frankfurt/M.: Fischer 1998.

Kiple, Kenneth F. (Hrsg.): The Cambridge world history of human disease. Cambridge: Cambridge Univ. Pr. 1994.

Labisch, Alfons: Homo Hygienicus. Gesundheit und Medizin in der Neuzeit. Frankfurt/M.: Campus 1992.

McNeill, William H.: Seuchen machen Geschichte. Geißeln der Völker. München: Pfriemer 1978.

Rothschuh, Karl Eduard: Konzepte der Medizin in Vergangenheit und Gegenwart. Stuttgart: Hippokrates 1978.

Sarasin, Philipp (Hrsg.): Bakteriologie und Moderne: Studien zur Biopolitik des Unsichtbaren 1870–1920. Frankfurt/ M.: Suhrkamp 2007.

Selke, Stefan (Hrsg): Lifelogging. Digitale Selbstvermessung und Lebensprotokollierung zwischen disruptiver Technologie und kulturellem Wandel. Wiesbaden: Springer VS 2016.

6. Im Spannungsfeld
Der Mensch, die Gesundheit und die Gesellschaft

Inzwischen sollte aus den exemplarischen historischen und aktuellen Ereignissen, aus den Analysen langfristiger Vorgänge, aus den Ausflügen in die Natur und die Biologie von Urtierchen und anderen Kleinstlebewesen sowie aus den kulturtheoretischen Hinweisen ein Mosaik entstanden sein, das als Hintergrundbild für das aktuelle Seuchengeschehen dienen kann. Im Nachfolgenden geht es darum, auf abstrakter Ebene die grundsätzlichen Gegebenheiten ärztlichen Handelns im individuellen und öffentlichen Raum herauszuarbeiten.

Gesundheit zwischen Individuum und Gesellschaft

In dem Begriff „Gesundheit" wird der „bios" / der „Leib" und damit das Leben der Menschen in die Gesellschaft eingeordnet. Der Leib der Menschen ist der unmittelbar gegebene natürliche Teil unseres Selbst. Der betrachtete „bios", der betrachtete Leib wird durch die Gesellschaft und deren zivilisationsadäquat begründete Werte zum objektivierten Körper. Der elementare Unterschied vom unbewusst gegebenen Leib und dem wahrgenommenen und gestalteten Körper wird in der Philosophie des Leibes kulturübergreifend dargelegt:[80] Die Leibphilosophie verweist auf die Gestaltungsmacht der Gesellschaft allgemein und der Medizin im Besonderen über die Natur des Menschen.

Gesundheit ist zunächst die jetzt und in Zukunft gegebene leiblich-körperliche und damit biologische Grundlage, dass Menschen ihre Aufgaben und Ziele verfolgen können. Gesundheit ist folglich ein normativer Begriff, der die biologische Ordnung von Individuum und Gesellschaft repräsentiert. Eine hochdifferenzierte Industriegesellschaft und eine hochvernetzte globale Gesellschaft sind ohne eine öffentliche Gesundheitssicherung, die Individuen, Gesellschaft und Umwelt verflechtet, nicht funktionsfähig. Was das bedeutet, erleben wir gegenwärtig. Die Konsequenzen für eine künftige Organisation öffentlicher Gesundheit werden zum Schluss dieses Bandes erörtert.

Die Medizin der Moderne übernimmt über den Gesundheitsbegriff das Definitionsmonopol und über den Krankheitsbegriff das Handlungsmonopol über die individuellen und öffentlichen Körper der Menschen. Mit dieser exklusiven Aufgabe bestallt, haben Ärztinnen und Ärzte insbesondere in den letzten 200 Jahren eine besondere Stellung in der Gesellschaft erhalten. Ihr Beruf wurde professionalisiert, sie erhielten als Berufsstand Handlungsautonomie, einen geschlossenen Markt und eine Selbstkontrolle über ihre Tätigkeiten. Daraus resultiert eine besondere Verantwortung.

Handeln in Unsicherheit

Was ist der Kern dessen, was eine Ärztin oder ein Arzt tun können? Menschen oder Gruppen von Menschen, die sich als „krank" definieren, suchen Menschen auf, denen eine besondere Expertise, eine Heil-Kunde, zugesprochen wird. Ziel ist es, Linderung zu erfahren, geheilt zu werden und damit den vorherigen Zustand an Normalität wiederherzustellen. Sobald die Heilkundigen sich auf einen Wissensbestand beziehen, der von der Gesellschaft als Wissenschaft definiert wird, sprechen wir von Medizin im engeren Sinne. Medizin ist also eine Sonderform einer in allen Kulturen historisch und aktuell in vielfältiger Weise gegebenen

Heilkunde. In der Medizin wird der leidende Mensch als Patient zum Objekt wissenschaftlicher Intervention. Der Begegnungsraum von Arzt und Patient ist trotz seiner idealtypischen (natur-) wissenschaftlichen Grundlage fundamental von kontextuellen und individuellen Eigenheiten bis hin zur jeweiligen Erfahrung von Arzt und Patient und damit letztlich von außerwissenschaftlichen Aspekten geprägt.

Diese allgemeinste Umschreibung von Medizin lässt sich mit Blick auf das Handeln von Ärztinnen und Ärzten folgendermaßen fassen: Ärztinnen und Ärzte werden üblicherweise im „Störfall" tätig, dann nämlich, wenn die „Autonomie alltäglicher Lebenspraxis" in einer Form bedroht ist, die die Menschen und ihr soziales Umfeld nicht mehr selbst lösen können. Gegenüber dem Tätigkeitsfeld anderer klassischer Professionen – wie etwa Priestern oder Rechtsanwälten – ergibt sich dieser Verlust an Autonomie in der Medizin durch Tatbestände, die in der betreffenden Gesellschaft auf biologisch definierte Tatsachen des Handelns bezogen werden. Diese – selbstverständlich in kulturspezifischer Weise – biologisch gedeuteten Grundlagen des Handelns sind wiederum gemäß den vorherrschenden Deutungen von Gesundheit und Krankheit jeweils in besonderer zivilisationsadäquater Weise ausgeprägt, sie sind jeweils zeitlich spezifisch sozial konstruiert. Die Deutung dessen, was überhaupt als Störung akzeptiert wird, die Techniken, mit diesen Störungen umzugehen, das individuelle Empfinden von Leid, dessen öffentliche Wahrnehmung – alle diese Dimensionen sind historisch veränderlich und kulturspezifisch eigentümlich.

Die in dieser „natürlich"-biologischen Hinsicht nicht mehr autonomen Menschen gelten als „krank" und werden als Patienten zum Fall. Ärztinnen und Ärzte werden deshalb im Auftrag stellvertretend und daher auch ihrerseits zwingend autonom für ihre Patienten tätig. Ärztinnen und Ärzte übernehmen für eine

Zeitlang die Verantwortung für die ansonsten gegebene gesundheitliche Autonomie der Patientinnen und Patienten, die durch Krankheit für eine Weile beeinträchtigt ist. Unter Anwendung ihrer ebenso wissenschaftlich begründeten wie alltagspraktisch verankerten Expertise diagnostizieren und therapieren sie jene Probleme, die autonom nicht bewältigt werden können.

Grundlegend für das ärztliche Handeln ist das In-Beziehung-Setzen von allgemeinem Wissen und individuellem Fall. Dabei ist das Handeln von Ärztinnen und Ärzten rehabilitierend, „heilend" ausgerichtet, zielt also darauf, die Autonomie der Patienten und Patientinnen zurückzugewinnen und die als erstrebenswert definierten sozialen Zustände und Handlungsoptionen wiederherzustellen. Daraus folgt, dass ärztliches Handeln einerseits durch „Krankheit" ausgelöst wird und andererseits in seinem Ziel notwendig auf den gesellschaftlichen Wert „Gesundheit" ausgerichtet ist. Die jeweilige Deutung von Gesundheit vermittelt zugleich zwischen der Gesellschaftlichkeit und der Natürlichkeit der Menschen und ordnet so die „natürlich"-biologischen Grundlagen menschlichen Daseins. Über die Deutung und Wirkung des Gesundheitsbegriffs werden der Ort der Medizin und die Reichweite ärztlichen Handelns in einer Gesellschaft festgelegt. Auch diese unterliegen historischen Veränderungen, wie das allmähliche Ausgreifen der medizinischen Deutungsdomäne auf immer weitere Bereiche der Gesellschaft zeigt. Darin eingeschlossen legitimieren die Deutungen und Wirkungen des Krankheitsbegriffs das Eingreifen der Medizin in individuelle und öffentliche Handlungsvollzüge.

Die Menschen sind alle verschieden, ihre Situation in der Zeit ist jeweils für sich nochmals verschieden – ein Sachverhalt, der in der hippokratisch-galenischen Medizin Ursprung und Ziel ärztlichen Handelns war. Gegenstand und Wesen ärztlichen Handelns haben also in einer bestimmten Situation grundsätzlich offene Elemente. Andernfalls wären Ärztinnen und Ärzte reine Techniker, die wissenschaftliche Verfahren schematisch anwenden könnten. Noch überspitzter könnte gesagt werden, dass, falls die Medizin tatsächlich eine angewandte Naturwissenschaft wäre, die Wissenschaftler einer mathematisch-naturwissenschaftlichen oder technischen Fakultät auf der Stelle den Dienst am Krankenbett übernehmen könnten. Wer würde sich einem solchen „Arzt" in die Hände geben wollen? Die Natur- und die Lebenswissenschaften sind die aktuellen Referenzgrößen der medizinischen Wissenschaften, in ihrem ärztlichen Handeln und Sein geht, wie schon Aristoteles analysierte, die Medizin darüber hinaus.

Selbst wenn die Medizin naturwissenschaftlich arbeitet, so ist die Behandlung des individuellen Falls am Ende ein auf Wahrscheinlichkeiten ausgerichtetes Handeln, das selten zu hundertprozentig sicheren Aussagen und Ergebnissen führt. Indes: Wenn ärztliches Handeln letzten Endes grundsätzlich offenbleibt, wie kann dann Sicherheit gewonnen werden? Diese elementare Frage steht am Beginn der abendländischen Medizin: Wissen und Wissenschaft einerseits, Handeln und Erfahrung andererseits sind die beiden Quellen, aus denen in der Medizin Gewissheit hergeleitet werden kann. Aber: Wissen und Wissenschaft einerseits und Handeln und Erfahrung andererseits haben wiederum ihre jeweils eigenen Eigenheiten, Grenzen und Extreme – auf der einen Seite hin zur empirieresistenten Dogmatik, auf der anderen Seite hin zur theoriefreien Empirie. Zwar begründet Hippokrates die Medizin dadurch, dass er sie an die Wissenschaft anschließt. Aber endgültige Gewissheit kann es in der Medizin nicht geben.

Ärztliches Handeln unterliegt damit in erheblichem Umfang der Kontingenz jedweden menschlichen Handelns. Der Bruch vom naturwissenschaftlich-technischen zu einem andersgearteten Handeln lässt sich auch in der modernen naturwissenschaftlich ausgerichteten und damit scheinbar wissenschaftlich gewissen und technisch sicheren Medizin bestimmen. In der naturwissenschaftlichen Medizin gibt es unterschiedliche Grade der Gewissheit: von der rein naturwissenschaftlichen Laborforschung über eine breite Zwischenebene angewandter, durchaus der Technik vergleichbarer Routineanwendungen bis hin zu dem jeweils individuellen klinischen Fall, in dem – selbst unter heutigen Bedingungen – eine verlässliche Voraussage über den Ausgang einer Therapie nicht möglich ist (z. B. Unfälle, Notfälle, Leukämie, Knochenmarktransplantation, Sepsis).

Eben hier eröffnet sich jener „hiatus theoreticus", eine theoretische Lücke, die zur Frage nach dem eigentlich Ärztlichen führt.[81] Diese Lücke muss mit einer Reihe besonderer Fähigkeiten gefüllt werden, um aus medizinischem Wissen ärztliches Handeln, aus einem Naturwissenschaftler einen Arzt zu machen. Unter diesen verschiedenen Fähigkeiten spielt die Erfahrung – und das heißt hier: ein wiederholtes und im Wiederholen stets überdachtes Handeln – eine herausragende Rolle. In Abwandlung eines bekannten Satzes von Søren Kierkegaard (1813–1855) könnte der „hiatus theoreticus" so übersetzt werden: „In der Medizin muss nach vorwärts gehandelt werden, verstanden werden kann das Handeln – zumindest gelegentlich – nur rückwärts." Der Arzt und Medizinhistoriker Richard Koch (1882–1949) hat mit Blick auf die Diagnostik als ärztliche Handlung diese Erfahrung als „Sicherheitsgefühl" beschrieben, das sich sowohl aus Erfahrung als auch aus logischen Folgerungen, Anschauung und aktuellem Wissensbestand speist.[82]

So wie der Patient mit seiner je eigenen Geschichte und Erfahrung Teil der medizinischen Begegnung wird, wird auch der Arzt mit seiner je eigenen Geschichte und Erfahrung Teil dieser Begegnung. Und die Bedingungen dieser Begegnung sind selbst wiederum in eine zeitlich bedingte Gesamtsituation eingeordnet.

Dieses Modell des individuellen ärztlichen Handelns sei nun auf die öffentliche Gesundheitssicherung übertragen. Öffentliche Gesundheit beschreibt die Handlungsreserve von Vergemeinschaftungs- und Vergesellschaftungsformen, soweit sie auf die biologischen Grundlagen gesellschaftlichen Handelns bezogen werden kann. Damit sind die gesellschaftlichen Handlungsebenen erfasst, die oberhalb des unmittelbaren Lebenskreises von Individuen in ihren primären Lebensgemeinschaften (z. B. Familie) gegeben sind. Wesentliche Vergemeinschaftungsformen sind Gemeinde und Stadt, die wesentliche Vergesellschaftungsform ist der Staat. Darüber sind seit Beginn des 20. Jahrhunderts internationale Gesundheitsorganisationen wie die WHO angesiedelt.

Angesichts der vielen und komplexen Dimensionen des Gesundheitsbegriffs, die sich eben nicht in einer der vielen existierenden Definitionen allein erschöpfen, unterscheiden sich individuelle und öffentliche Deutungen und Wirkungen von Gesundheit fundamental. Die Störung der individuellen Gesundheit betrifft das Individuum und seine Familie, auf Gemeinde- und Staatsebene ist dieser einzelne „Störfall" nicht relevant. Der „Störfall" als Verlust der Autonomie alltäglicher Lebenspraxis ist auf den Ebenen von Städten und Staat offensichtlich erst durch massenhafte Krankheiten und Tode gegeben. Die Versuche, diesen „Störfall" zu beseitigen, müssen als öffentliches gesundheitliches Handeln an unterschiedliche gesellschaftliche Wahrnehmungen, Werte, Ziele und Machtpotenziale anschließen. Kollektive Gesundheitsgefahren und die Notwendigkeit öffentlichen gesundheitsgerichteten Handelns werden in demokratischen und anderen Staatsformen, die ein Mindestmaß an Öffentlichkeit zulassen, in einem öffentlichen Definitionsprozess bestimmt.

Auch die Handlungsmöglichkeiten in der öffentlichen Gesundheit sind gänzlich anders gelagert als in der individuellen

Arzt-Patienten-Situation: Öffentliche Gesundheit und öffentliches Gesundheitshandeln sind immer Bestandteil von Politik und/ oder von unterschiedlich tief strukturierten Verwaltungen. Das Hilfsbegehren von unterschiedlich differenzierten Gemeinschaften bzw. der Gesellschaft an öffentlich tätige Ärztinnen und Ärzte und medizinische Expertinnen und Experten speist sich aus einer als kollektiv wahrgenommenen Gefährdung einer gemeinschaftlich bzw. gesellschaftlich konzipierten Gesundheit. Maßnahmen öffentlicher Gesundheitssicherung erfolgen daher weder „krankheits-" noch „wissenschaftslogisch". Vielmehr werden sie in einem von Macht und Herrschaft sowie von pluralen Sinn- und Wertgebungen durchtränkten öffentlichen Raum definiert und durchgesetzt. In offenen Gesellschaften beginnt hier der öffentliche Diskurs über Krankheiten und Epidemien, über Gesundheitsverhalten, Prävention, Risiko und Fitnessanforderungen. Dieser Diskurs ist notwendig, um die Bedeutung von Vorgängen, die durch öffentliche Gesundheitssicherung hervorgerufen werden, zu klären, ihre Wertigkeit zu bestimmen und Maßnahmen der Gesundheitssicherung zu bewerten.

Historische Beispiele für höchst unterschiedliche Antworten auf Epidemien bieten für Deutschland die Reaktionen auf die oben genannten Epidemien der Nachkriegszeit: Die Influenza-Epidemie der Jahre 1957/1960 wurde hingenommen; es wurde nicht viel Aufhebens um sie gemacht und eher der Umstand skandalisiert, dass Arbeitnehmer krankgeschrieben waren und damit die Wirtschaftsleistung gefährdet war.[83] 2020 wird das ganze Land wegen einer noch nicht feststehenden Letalitätsrate auf Wochen hin stillgelegt. Was hat sich zwischenzeitlich in der Gesellschaft verändert? Offensichtlich wird die aktuelle Pandemie anders gewertet als die damalige: Heute ist die Gesellschaft entschlossen, vorzeitige Tode nicht mehr hinzunehmen und so viele Menschen wie möglich zu retten.

Noch komplexer wird das Feld öffentlicher Gesundheitssicherung, wenn es nicht mehr darum geht, allseits anerkannte kollektive Gesundheitsgefahren wie etwa akute Seuchen – z. B. Covid-19 – zu bekämpfen, sondern eine öffentliche Gesundheit vorausgreifend zu schützen, zu pflegen oder sogar zu fördern. Welche Dimensionen des Gesundheitsbegriffs werden als handlungsleitend bestimmt, wie werden die abgeleiteten Maßnahmen festgelegt, an welchen gesellschaftlichen Orten könnten welche Maßnahmen greifen? Aktuelle und historische Debatten um Gefahren, z. B. des Rauchens – mit politischen Folgen wie Rauchverboten zum Schutz von Nichtrauchern, einer angeblich falschen Ernährung – wie Kampagnen zur Diskreditierung zuckerhaltiger Getränke und Speisen, des Alkohols, des Cannabiskonsums, der Sexualität, der mangelnden Bewegung etc. zeugen von dieser medizinischen, gesellschaftlichen, politischen und wirtschaftlichen Gemengelage, die öffentliche Gesundheit ausmacht.

Die Position und die Handlungsbedingungen der verschiedenen Experten öffentlicher Medizin, seien diese medizinisch oder in einem anderen wissenschaftlichen Fach qualifiziert, sind nun folglich auch gänzlich anders gelagert als im Bereich individueller Gesundheit. Ärzte und andere wissenschaftliche Experten im öffentlichen Gesundheitswesen handeln keineswegs autonom. Vielmehr bleiben die „Patienten" des öffentlichen Arztes – Gemeinschaft und Gesellschaft, Städte und Staat – ihm gegenüber autonom. Im Rahmen des gesamten gesellschaftlichen Handelns stellt gesundheitliches Handeln nur einen Teilaspekt dar und ist in einer Hierarchie von Handlungsmöglichkeiten immer ein anderen Zielen unter- oder zugeordneter Aspekt. Ärzte und medizinische Experten in den Debatten des öffentlichen Gesundheitswesens beziehen sich ebenfalls auf einen exklusiven Wissensbestand naturwissenschaftlicher Medizin und bringen diesen in eine Debatte ein, ohne aber am Ende selbstverantwortlich ärztliches Handeln begründen zu müssen.

Über diese notwendige wissenschaftliche Expertise hinaus müssen die spezifischen Aspekte ärztlichen Handelns in der öffentlichen Gesundheitssicherung nicht auf eine Person, sondern auf Kollektive wie Gemeinden, Städte und den Staat gerichtet sein. Die vornehmlich kommunikativen Kompetenzen ärztlichen Handelns – wie Empathie und Verständnis für die besondere Lebenssituation des Patienten, angemessene Information über die diagnostischen und therapeutischen Maßnahmen, Führung des Patienten, Einschätzen nicht erkannter oder nicht erkennbarer Sachverhalte etc. – müssen hier also auf ein qualitativ anderes Gegenüber gerichtet werden. Die angebotene Expertise muss so geartet sein, dass sie den besonderen Voraussetzungen und Bedingungen städtischer oder staatlicher Gesundheit entspricht: den Wahrnehmungsmöglichkeiten (Statistik, Epidemiologie), den besonderen Handlungsformen (Recht, Geld, administrative Maßnahmen, personenbezogene Hilfe) und der besonderen Problemwahrnehmung. Und auch hier herrscht eine genuine Unsicherheit – dies besonders dann, wenn die Natur einer Krankheitsursache nicht hinreichend bekannt ist. Ferner ergeben sich Zielkonflikte, wenn der ärztliche Blick auf den einzelnen Patienten und dessen Wohlergehen hinter einen Blick auf das Kollektiv und dessen Wohlergehen zurücktreten soll: Eine für in der Patientenversorgung und nicht in der öffentlichen Gesundheit tätige Ärztinnen und Ärzte schwer zu ertragende Situation. Eben die erleben wir in Zeiten von SARS-CoV-19.

Die Expertise der öffentlichen Gesundheit bewegt sich innerhalb einer gewissen Bandbreite spezifischer bis multivariabler und multidimensionaler Theorien, die das angesprochene Handeln in Unsicherheit ebenso illustriert wie mögliche Zielkonflikte bei der Frage, welche Strategie denn in einer gewissen Situation die geeignetste zu sein scheint. Die Spezifität bzw. die Varianz der gesundheitswissenschaftlichen Theorien bestimmen das Konzept der jeweiligen vorgeschlagenen Strategien.

- Je spezifischer eine gesundheitswissenschaftliche Theorie ist, umso unmittelbarer ist sie in einem Ziel-/Mittelmodell umzusetzen; umso höher ist also auch der Normierungs- und Formalisierungsgrad der präventiven Strategie (Impfen bei Infektionskrankheiten, gesundheitlicher Umweltschutz, (internationaler) Strahlenschutz). Eben dies ist das Kennzeichen vertikaler Interventionen.

- Je unspezifischer eine gesundheitswissenschaftliche Theorie ist, umso unbestimmter ist sie in einem Ziel-/Mittelmodell umzusetzen; umso geringer ist der Normierungs- und Formalisierungsgrad der abgeleiteten Strategie (Beispiele: Stadt-Assanierung, sozialhygienische Tuberkuloseprophylaxe, Bekämpfung von Geschlechtskrankheiten, AIDS-Prävention). Dies ist ein Kennzeichen horizontaler Interventionen.

Bei den Vorschlägen der Gesundheitswissenschaften handelt es sich folglich um differenzierte Handlungsangebote, die ebenso differenzierte Handlungskompetenzen ansprechen bzw. ausschließen. Spezifische Konzepte haben zwar eine hohe funktionelle Bestimmtheit und damit eine hohe spezifische und krankheitsbezogene Selektivität. Dafür sind ihre Flexibilität und lebensweltgerichtete Reichweite begrenzt. Anders gesagt: Eine Impfaktion bekämpft den Keim, ohne an den Bedingungen, die den Keim hervorgebracht haben, etwas zu ändern. Die unspezifischen gesundheitswissenschaftlichen Konzepte haben zwar eine geringe funktionelle Bestimmtheit, dafür aber eine große Flexibilität und Reichweite bei den Adressaten mit informellen Aktionsformen (primäre Lebensgemeinschaften, Aktionsgruppen, Gemeinden). Adressaten mit formellen Aktionsformen, wie z. B. der Staat, werden hingegen durch diese Konzepte nur bedingt angesprochen. Horizontale Interventionen wie etwa Agrarprogramme zur

Bekämpfung der Ursachen der Malaria stoßen oft an Grenzen, die außerhalb der Medizin liegen.[84]

Präventive Strategien werden mithin dann angenommen, wenn sie sich sinnvoll in die Problemsicht, den Problemlösungsbedarf und die Handlungskompetenz eines Akteurs einordnen lassen – dies gilt für das gesamte Spektrum von der individuellen und kollektiven Verhaltensmodifikation über die präventive Gestaltung von Arbeits- und Lebenszusammenhängen bis hin zur sozialpolitischen Absicherung des Massenrisikos Krankheit.

Daraus folgt, dass die Formen der Gesundheitssicherung, die den Raum wissenschaftlicher Programmatik überschreiten und tatsächlich implementiert werden, nur im Rahmen sozialer Wahrnehmung und sozialer Aktionen möglich sind. Die wirklich durchgesetzten Formen öffentlicher Gesundheitssicherung beruhten also jeweils auf der kollektiven Wahrnehmung sozialer Akteure, die Gesundheit als so bedeutsam ansahen, dass ein Interaktionsprozess mit den Gesundheitswissenschaften einsetzte, der zu praktischen Konsequenzen führte: Handlungsträger und Wissensträger müssen folglich in Teilbereichen deckungsgleich interagieren.

Potenziale der öffentlichen Gesundheitsleistungen

Aus der historischen Betrachtung ergibt sich, dass zu unterschiedlichen Zeiten jeweils unterschiedliche soziale Träger gesundheitsrelevanter Aktivitäten erscheinen. Hier sind besonders folgende Ebenen zu differenzieren:

- Individuen und ihre primären Lebensgemeinschaften, also Familien, Wohngemeinschaften, Nachbarschaften etc. als Träger alltäglicher Selbst- und Laienhilfe;

- intermediäre Instanzen als – in unterschiedlichem Maße formalisierte – Zusammenschlüsse der spezialisierten Selbst- und Laienhilfe;
- Städte und Gemeinden gleichzeitig als unterste Stufe des politisch-administrativen Systems wie als gegenüber dem Staat relativ offene, unstrukturierte Felder sozialer und politischer Aktivitäten;
- der Staat als die übergreifende Struktur von Gesellschaftlichkeit und schließlich
- internationale Gesundheitsorganisationen aus dem Zusammenschluss beteiligter Staaten.

Die genannten Menschen, Gruppen, Organisationen und Institutionen unterscheiden sich in dem hier zu diskutierenden Zusammenhang vor allen Dingen in der Wahrnehmung von Problemen und den Mitteln ihrer Bewältigung und damit letztlich in ihrer Handlungskompetenz.

Die Ebene der primären Lebensgemeinschaften stellt den Bereich der familialen/lebensweltlichen Selbst- und Laienhilfe dar. Als „Welt gelebter Unmittelbarkeit" ist sie dem Begriff individueller, lebensweltlicher Deutung von Gesundheit zuzuordnen. Obwohl sich öffentliche und private Lebensbereiche in hochdifferenzierten Gesellschaften immer weiter durchdringen, ist der Bereich der lebensweltlichen Gesundheit dem Bereich öffentlicher Gesundheit in gewisser Weise entgegengesetzt. Gesundheit zeichnet sich in der alltäglichen Lebenswelt durch hohe Flexibilität und hohe Reaktionsbreite aus, ist – zum Glück – notwendigerweise uneinheitlich, ungleichmäßig und wenig spezifisch. Die öffentliche Gesundheitssicherung wirkt durch Gesundheitserziehung, Gesundheitsberatung, Impfprogramme und teils mit Zwang behafteten Maßnahmen in die private Lebenswelt hinein.

Eine besondere Rolle in der öffentlichen Gesundheitssicherung hochdifferenzierter Gesellschaften kommt informellen, nicht verfassten intermediären Instanzen zu, wie sie die Selbsthilfe und so genannte Laienhilfe darstellen. Intermediäre Instanzen sind aufgrund ihrer geringen formellen Ausprägung insbesondere dazu geschaffen, neue gesundheitsrelevante Problemlagen aufzudecken, in die öffentliche Aufmerksamkeit zu führen und nicht nur spezifische Wahrnehmungsdefizite, sondern auch spezifische Handlungsdefizite vor allem der staatlichen Eingriffsverwaltung, aber auch der kommunalen Leistungsverwaltung auszugleichen. Vor allen Dingen sind die intermediären Instanzen auch geeignet, das Handlungspotenzial der Laienhilfe, der integrationswilligen und integrationsfähigen „Gesundheitsbewegung" also, aufzugreifen und zu lenken. Das deutsche Gesundheitswesen ist weder in seiner Entwicklung noch in seinem aktuellen Aufbau zu verstehen, wenn die freien Aktivitäten im Gesundheitswesen nicht berücksichtigt werden.

Auf der Ebene der Städte wird Gesundheit als Problem wahrgenommen, wenn die jeweilige Leistungsfähigkeit der kommunalen Einheit entweder gefährdet ist oder durch gesundheitsrelevante Aktivitäten gefördert werden kann. Die Wahrnehmungsschwellen und die Interventionsmöglichkeiten des kommunalen Gesundheitswesens sind den regionalen Bedürfnissen angepasst. Die Interventionsstrategien haben einen kommunaler Politik und kommunaler Selbstverwaltung eigenen, eher informellen und problemnahen Charakter. Die Defizite aus der Sicht der staatlichen Eingriffsverwaltung liegen auf der Hand: Die Leistungen sind territorial uneinheitlich und ungleichmäßig, sie sind nur in Maßen spezifisch, und Zwangsmittel können auch dort, wo sie geboten sind (z. B. Abwehr akuter epidemischer Seuchen) nur bedingt eingesetzt werden. Dafür ist das städtische Gesundheitswesen sehr geeignet, im Rahmen der kommunalen Leistungsverwaltung differenziert umgebungs- und gruppenbezogen einzugreifen und flexibel auf aktuelle Problemlagen zu reagieren. Ein herausragendes Beispiel im aktuellen Seuchengeschehen ist der Kreis Heinsberg, der bereits frühzeitig mit massiven Eingriffen in die Bewegungsfreiheit der Menschen begonnen hat und inzwischen als eine Modellregion für ganz Deutschland gilt.

Auf der Ebene des Staates hängt die Wahrnehmungsschwelle gesundheitsrelevanter Probleme eng mit der herrschaftlichen Durchstrukturierung des Staatsgebildes zusammen: forensische Medizin im inneren Gewaltmonopol, Militärmedizin im äußeren Gewaltmonopol, verwaltungsgemäße Durchstrukturierung von Volks- und Staatswirtschaft und zuletzt erst Gesundheitssicherung als Aufgabe der inneren Verwaltung. Die staatlichen Interventionsmöglichkeiten – besonders unterschieden gegenüber den Kommunen – sind spezifisch an die bürokratischen und generalistischen Formen staatlicher Herrschaftsausübung über Verwaltung, Recht, Geld sowie ökologische und pädagogische Interventionen gebunden. Die einheitlichen, flächendeckenden, gleichmäßigen Gesundheitsleistungen des Staates stoßen durch die Notwendigkeit rechtlicher Fixierung und formal-bürokratischer Organisation an ihre Grenzen, wenn es darum geht, regionalspezifische oder lebensweltspezifische Gesundheitsprobleme wahrzunehmen oder adäquat zu behandeln. Dieses strukturbedingte Defizit tritt unter den generellen sozialpolitischen Vorgaben, dass der Staat inzwischen vom Garanten von Rechtssicherheit zum Garanten sozialer Sicherheit geworden ist, immer weiter in den Vordergrund. Dies betrifft insbesondere die Ebenen genuiner Selbstverwaltung und die Ebenen der alltäglichen Lebensführung.

Die internationalen Gesundheitsorganisationen schließlich sind ein Produkt der weltweiten Pandemien der Industrialisierungsära und des Imperialismus. Es galt, die Ströme von Waren und Menschen, von Soldaten und Pilgern so zu lenken, dass daraus keine

Gesundheitsgefahren für die Welt entstehen. Die Ausbreitungswege waren mit den Verkehrswegen identisch. Hauptaufgabe war es also, diese Wege so vor Gesundheitsgefahren zu schützen, dass der internationale Verkehr aufrechterhalten bleiben konnte. Dies musste geschehen, ohne dass die betreffende Organisation Eingriffsrechte in die innere Organisation souveräner Staaten bekam. Das wussten die an den Diskussionen beteiligten souveränen Staaten stets zu verhindern. Letztlich konnten die Eingriffsrechte aber indirekt durch ein Überwachungs- und Meldesystem mit Quarantänestationen an Engstellen des internationalen Verkehrs umgesetzt werden. Die Arbeit der WHO als international agierende und völkerrechtlich verankerte Institution steht hier exemplarisch mit noch weiter gesteckten Aufgaben: Diese reichen von der Forschung in Gesundheitsfragen über die Schaffung internationaler Normen und Standards – wichtig etwa für die klare Benennung von Krankheitserregern und Krankheitsentitäten wie etwa SARS-CoV-2 und Covid-19 – bis hin zu einer weltweiten Surveillance und der Katastrophenhilfe.

An dem gegliederten System der öffentlichen Gesundheitssicherung in Deutschland kann die Frage, ob der Föderalismus geeignet sei, eine kollektive Bedrohung wie etwa Covid-19 zu bekämpfen, im laufenden Prozess verfolgt werden. Das Vorgehen im Kreis Heinsberg – zunächst auch gegen die Bedenken der Bezirksregierung und des Landes – hat sich im Nachhinein als richtig erwiesen. Das vorzeitige Ausscheren Bayerns aus dem Konsens der Ministerpräsidenten der Länder hat sich im Nachhinein – aus epidemiologischer Sicht – zumindest nicht als falsch erwiesen. Die Geschehnisse vor Ort, die Dynamik des Seuchenprozesses, die örtlichen Mittel sind bundesweit so unterschiedlich, dass sich eine orts- und regionsnahe Interventionsmöglichkeit letztlich als flexibler erweist als ein flächendeckend einheitliches, zentralstaatliches Vorgehen.

Literaturhinweise:

De Sio, Fabio/Fangerau, Heiner: The Obvious in a Nutshell: Science, Medicine, Knowledge, and History. Berichte zur Wissenschaftsgeschichte 42(2/3), 2019, S. 167–185.

Jütte, Robert: Geschichte der deutschen Ärzteschaft: organisierte Berufs- und Gesundheitspolitik im 19. und 20. Jahrhundert. Köln: Dt. Ärzte-Verl. 1997.

Labisch, Alfons/Woelk, Wolfgang: Geschichte der Gesundheitswissenschaften. In: Hurrelmann, Klaus/Razum, Oliver H. (Hrsg.): Handbuch Gesundheitswissenschaften. 6. Aufl. Weinheim/Basel: Beltz-Juventa 2012, S. 55–98.

Nationale Akademie der Wissenschaften Leopoldina et al. (Hrsg.): Public Health in Deutschland – Strukturen, Entwicklungen und globale Herausforderungen. Halle/S.: Leopoldina 2015. https://www.leopoldina.org/uploads/tx_leopublication/2015_Public_Health_LF_DE.pdf (Stand 19.04.2020).

Schmiedebach, Heinz-Peter (Hrsg.): Medizin und öffentliche Gesundheit. Konzepte, Akteure, Perspektiven. Berlin: De Gruyter Oldenbourg 2018.

7. Die neuen Seuchen
Biologie und Gesellschaft – Ausbreitung und Abwehr

Wir haben uns einen historischen Überblick über bedeutende Seuchen der Geschichte und deren nachwirkende Spuren sowohl in unserem kulturellen Gedächtnis als auch in unserem Gesundheitswesen verschafft. Die natürlichen Grundlagen unseres Lebens haben wir erarbeitet und die Handlungsmöglichkeiten öffentlicher Gesundheitsleistungen dargelegt. Auf dieser ebenso historischen wie systematischen Basis versuchen wir, die neuen Seuchen in ihren biologischen und gesellschaftlichen Grundlagen zu verstehen.

Ausgangspunkt unserer Überlegungen ist, dass wir uns darauf einstellen müssen, dass künftig derartige Epi- und Pandemien in kurzen Abständen ständig wiederkehren werden – die Epi- und Pandemien der letzten Jahrzehnte waren an sich Fingerzeig genug. Beispiele bietet die Arbeit von Aules et al. mit einer Kartierung von neu aufkommenden und wiederkehrenden Infektionskrankheiten.[85]

Die gefürchteten internationalen Seuchen aus der Ära der Industrialisierung waren Pest und Cholera:

Die Pest ist nach wie vor in den großen Steppen Mittelasiens oder in den Plains der USA heimisch. Jährlich werden weltweit mehrere tausend Pestfälle gemeldet. Kommt es zu Pestepidemien oder gar Pestpandemien? Nein: Durch eine permanente epidemiologische Überwachung (Surveillance) werden etwaige Pestinfektionen unter Menschen sofort isoliert und behandelt, mögliche Infektionsherde werden gelöscht – ganz im Sinne der oben geschilderten Abwägung zwischen statistischer Überwachung, systemrelevanter Freiheit der Individuen und individueller Kontrolle.

Die Cholera ist nach wie vor im indischen Subkontinent endemisch und in Afrika in einzelnen Herden verbreitet. Kommt es zu Cholerapandemien? Ja: Seit 1961 herrscht die bis heute längste Cholerapandemie der beobachteten Geschichte mit Ausbrüchen vorwiegend in Mittel- und Südamerika, im Nahen Osten und in Südafrika. Im Gedächtnis bleibt Haiti. Dort brach nach einem Erdbeben 2010 eine Choleraepidemie aus – eingeschleppt von helfenden UNO-Soldaten aus Nepal, worunter anscheinend „silent carriers", also symptomfreie Bakterienträger waren. Die eigentliche Seuche wurde allerdings durch eine ungenügende Wasserversorgung ausgelöst und durch ein ungenügendes Gesundheitswesen nicht frühzeitig eingedämmt. Diese und ähnliche Ausbrüche von Cholera und anderen Epidemien müssen jeweils als Folge von Naturkatastrophen mit dem Zusammenbrechen der öffentlichen Ordnung, als Folge von Kriegen mit den gleichen Ergebnissen und somit generell als Folge versagender Staatlichkeit gewertet werden.

Eine schwere Krankheit, so heißt es, offenbart den Charakter eines Menschen, eine Epidemie offenbart den Charakter einer Gesellschaft. Klassische Seuchen wie Pest oder Cholera dürften eigentlich nicht mehr vorkommen, und wenn sie auftreten, ist genug Wissen verfügbar, um sie zumindest in ihrer Verbreitung zu erklären und wenigstens in der Theorie unter Kontrolle zu bringen, wenn auch in der Praxis die Organe eines Staates versagen oder gar nicht vorhanden sind. Eine bis heute unbekannte Seuche aber, wie sie die „new emerging diseases" darstellen, offenbart, ob die Werte, die sich ein Gemeinwesen oder ein Staatswesen gegeben hat, schweren Prüfungen standhalten. Die Probleme, die dann auftauchen, können wir derzeit im Zusammenhang mit der Corona-Pandemie beobachten. Auf die Frage nach der Biologie und humanpathogenen Wirkung eines Erregers folgen schnell gesellschaftliche Fragen. Was ist ein Menschenleben wert? Welche Rolle spielt es bei der Bewertung, ob jemand alt, jung, gesund oder krank ist? Welche Infrastruktur halten wir vor? Was lassen wir uns eine permanente öffentliche Gesundheitssicherung kosten? Wie viele Eingriffe in die individuelle Freiheit erträgt eine Demokratie?

„New emerging infectious diseases" – vom Tier übertragen

Aus den Erfahrungen des vergangenen Jahrhunderts ist also zu schließen, dass es gelingen kann, auch die „new emerging diseases" zurückzudrängen. Um den neuen Infektionen auf die Spur zu kommen, wird der Weg ausgewählter Seuchen von ihrer Biologie über ihre Ausbreitungswege und die von ihnen ausgelösten Krankheiten bis hin zu den erforderlichen nationalen und internationalen Maßnahmen zu verfolgen sein. Ausgewählte Epidemien und Pandemien, die uns in Deutschland aus den letzten Jahrzehnten im Gedächtnis geblieben sind, haben – soweit wir es derzeit wissen – folgende natürliche Reservoirs:

- Das Humane Poliovirus, das die Kinderlähmung auslöst, ist eine Subspezies der Enteroviren. Ihr natürliches Reservoir sind Menschen und andere Primaten. Das Virus wird durch Kontakt übertragen. Nach den oben erarbeiteten Schlüsselkriterien, unter denen eine Infektionskrankheit ausgerottet werden kann, zählt dieses Virus zu den bevorzugten Kandidaten. Seit einiger Zeit läuft ein Eradikationsprogramm der WHO, das allerdings bis jetzt – vor allem wegen organisatorischer und politischer Probleme bei der Durchführung des Impfprogramms – nicht abgeschlossen werden konnte.

- Das auslösende Virus der „Asiatischen Grippe" – A/
  H2N2 – der Jahre 1957/1958 ist aus der Kombination von
  einem Geflügelpestvirus und einem menschlichen Virus
  entstanden.
- Die „Hongkong-Grippe" – A/H3N2 – wurde von einem Virus
  ausgelöst, das eine Kombination eines Geflügelpest-Virus
  mit einem Influenza-Virus ist. Belegt sind Übergänge von
  Schweinen auf den Menschen.
- Das Reservoir der HIV-Viren scheinen Affen in Zentralafrika
  zu sein. Die Viren sind Anfang des 20. Jahrhunderts vermutlich
  durch den Verzehr von Affenfleisch auf den Menschen übergegangen und im Menschen von einem für Affen pathogenen
  Virus zu einem humanpathogenen Virus mutiert.
- Das SARS-Virus, das 2002/2003 die gleichnamige Pandemie
  hervorrief, wird von dem SARS assoziierten Coronavirus
  hervorgerufen. Das Reservoir dieses Virus sind möglicherweise Schleichkatzen, möglicherweise auch Fledermäuse.
  Der Übergang zum Menschen erfolgte durch den Verzehr
  von Tieren, gegebenenfalls auch durch den Kot der Tiere.
- Das Virus der „Schweinegrippe" – meistens A/H1N1 – von
  2009/2010 setzte sich aus verschiedenen Anteilen von Viren
  zusammen, die zwar in Schweinen vorkommen, unter Schweinen aber keine Infektionen hervorrufen. Das kombinierte
  Virus wird von Mensch zu Mensch übertragen. Ausgangspunkt
  waren wohl Schweine in Mexiko. Die Infektion erfolgte direkt
  von Schwein zu Mensch.
- Ebola ist eine lebensbedrohliche hämorrhagische Fiebererkran-
  kung, die bislang glücklicherweise nicht nach Deutschland
  gekommen ist. Das natürliche Reservoir des Ebola-Virus sind
  wahrscheinlich Fledermäuse und/oder Flughunde. Der Weg
  der Übertragung ist nicht genau geklärt. In den betroffenen
  Gegenden werden die Tiere als „bushmeat" verzehrt, sodass

zumindest die Theorie existiert, dass der Verzehr zur Übertragung auf den Menschen beigetragen hat.

- Die MERS-CoV (bekannt seit 2012) und die MERS-Epidemie im Mittelmeerraum werden durch Coronaviren übertragen, deren Reservoir Fledermäuse und deren Zwischenwirte Dromedare sind. Das Virus wird durch engen Kontakt vor allem mit den Kamelen übertragen.
- Das Zyka-Virus ist mit dem Dengue-Virus und dem Westnil-Virus verwandt. Das Zyka-Virus ist in Afrika und Südostasien endemisch und kommt seit 2015 auch in Lateinamerika gehäuft vor. Ins Rampenlicht geriet es u. a. durch Meldungen, dass es Föten bei infizierten Schwangeren schädigt. Das Virus wird durch Stechmücken der Gattung Aedes übertragen.

Zur Entstehung und Verbreitung von „new emerging diseases" bestehen verschiedene Theorien, die alle das Verhältnis zwischen Menschen, Tieren, ihren Genen und ihrer Umwelt zum Gegenstand haben:

- Das Genom eines Erregers kann sich durch Mutation oder Genshift ändern. Damit kann sich auch die Pathogenität ändern, und zwar nach beiden Seiten: Sie kann stärker, sie kann aber auch schwächer werden, wie das beim SARS-CoV von 2003 geschehen ist.
- Bekannte Erreger springen auf neue Wirte oder neue Gegenden über.
- Die Vektoren, Zwischenwirte oder Wirte erobern neue Lebensräume – so wie dies etwa bei der Ausbreitung von Mücken geschieht.
- Alte Lebensräume, traditionelle Produktionsverfahren von Tieren und Pflanzen werden verändert. Dadurch eröffnen oder schließen sich Ausbreitungswege. Am augenfälligsten

ist hier neben vielen anderen Beispielen die Rodung vormals tropischer Waldgebiete, die neue Begegnungsmöglichkeiten für Erreger oder Überträger schafft.

- Auch der Klimawandel wird neue Epidemien hervorbringen, indem er zum Beispiel neue Lebensräume für Vektoren eröffnet – wie beispielsweise für die Asiatische Tigermücke, Überträgerin u. a. des Zyka- und des Dengue-Virus, die sich inzwischen auch in Europa verbreitet hat.

Die hier aufgeführten Ursachen ließen sich erheblich erweitern. Mit dieser Aufzählung soll es aber sein Bewenden haben. Zusammenfassend ist aus den Arbeiten von William McNeill, Jared Diamond und anderen zu lernen, dass das enge Zusammenleben von Mensch und Tier eine Vielzahl neuer Krankheiten hervorgerufen hat. Heute müssen wir anerkennen, dass aus der Aufzucht von Tieren, aus dem Zusammenleben von Menschen und Tieren, aus der landwirtschaftlichen Produktion in subtropischen und tropischen Armutsgebieten neue Krankheitserreger entstehen. Diese neuen Krankheitserreger verbreiten sich im örtlichen und regionalen Verkehr. In einer weniger vernetzten Welt würden etliche dieser Infektionskrankheiten durch fehlende Übertragungschancen eingedämmt oder beginnende Epidemien üblicherweise in sich zusammenfallen. Durch den stets wachsenden internationalen Flugverkehr aber werden die viralen Krankheitserreger in kürzester Zeit in alle Kontinente eingeführt.

Pandemiepläne

Pandemiepläne entstanden in den letzten zwei Jahrzehnten mit Blick auf die genannten neuen Erreger vor allem vor dem Hintergrund der Sorge vor einer neuen großen Grippepandemie. Immer mit Bezug auf die großen Influenzaausbrüche 1918, 1957 und 1968 wurden verschiedene Szenarien der Ausbreitung und möglichen Eindämmung durchgespielt. Sehr früh kamen dabei auch Computersimulationen zum Einsatz, an die zumindest dem Grunde nach das Computerspiel Plague Inc. angelehnt ist. In diesem 2012 veröffentlichten Strategiespiel geht es darum, ein Pathogen zu entwickeln und damit die Menschheit zu vernichten. Sowohl Virusentstehung bzw. Modifikationsmöglichkeiten als auch Ausbreitung des Pathogens sind in diesem Spiel eng an epidemische Modelle angelehnt.

Eine erste allgemein nutzbare reale Computersimulation zur Pandemieplanung bot das Programm FluAid 2.0, das von den US-amerikanischen Centers for Disease Control and Prevention im Jahr 2000 als freie Software für Gesundheitsexperten herausgegeben wurde. Mit dieser können sich lokale Gesundheitsbehörden auf Basis lokaler Daten simulieren lassen, mit wie vielen Kranken, Krankenhauseinweisungen und Toten sie zu rechnen haben, und auf dieser Basis die Zahl ihrer vorzuhaltenden Krankenhausbetten, Pflegekräfte sowie Ärztinnen und Ärzte etc. planen. Auch die volkswirtschaftlichen Kosten einer Pandemie sollten sich mit dieser Software zumindest schätzungsweise vorhersagen lassen.[86]

Jenseits dessen erstellt in Deutschland das RKI seit 2005 einen Nationalen Pandemieplan, der ebenfalls auf eine kommende Influenzapandemie ausgerichtet ist. Er lehnt sich an einen Musterplan an, den die WHO bereits seit 1999 in immer wieder aktualisierter Form veröffentlicht. Der Plan hat die Ziele, durch vorbereitende und im Pandemiefall umzusetzende Maßnahmen

- die Morbidität und Mortalität in der Gesamtbevölkerung zu reduzieren,
- die Versorgung erkrankter Personen sicherzustellen,

- essenzielle, öffentliche Dienstleistungen aufrechtzuerhalten und
- „zuverlässige und zeitnahe Information für politische Entscheidungsträger, Fachpersonal, die Öffentlichkeit und die Medien" zur Verfügung zu stellen.[87]

In diesem sehr konkreten Plan sind alle Maßnahmen bereits aufgeführt, die auch aktuell in der Corona-Pandemie umgesetzt wurden und werden. Diese reichen von einem intensiven Überwachen zur permanenten Risikoabschätzung und der Information über Verhaltensmaßnahmen (Händewaschen) über kontaktreduzierende Maßnahmen – „z. B. Ausschluss Erkrankter aus Gemeinschaftseinrichtungen, Absonderung Erkrankter, Isolierung Erkrankter im medizinischen Bereich, Aufnahmestopp in Massenunterkünften, Schließung von Gemeinschaftseinrichtungen, Veranstaltungsverbote" – bis hin zu Kontaktpersonennachverfolgungen, der Schaffung von Behandlungskapazitäten sowie der Nachbarschaftshilfe.

Nichts von dem, was wir derzeit in der Corona-Pandemie an Maßnahmen der Öffentlichen Gesundheit erleben, ist also unerwartet oder neu. Die Ausprägung und Stärke sind überraschend, aber alles war vorher bedacht und diskutiert worden, als die Pandemie noch nicht im Lande wütete. Am Ende steht das Ziel, nach Ablauf der Pandemie die ergriffenen Maßnahmen zu evaluieren, den Verlauf auszuwerten und dann die Pandemieplanung für künftige Ereignisse zu optimieren. Im Grunde also handelt es sich bei den Pandemieplänen in Teilen um zeithistorische Vorhaben.

Auch die derzeit zu verfolgende medizinethische Debatte um Priorisierungen im Falle knapper werdender Krankenhausressourcen ist vorgedacht worden. Mit Blick auf die international laufenden Pandemieplanungen hatten u. a. zwei Mitglieder des so genannten Triage Review Boards der Influenza Task Force des Pittsburgh Medical Centers schon 2008 eine Übersicht über die ethische Debatte und ihre Vorschläge für den Katastrophenfall publiziert.[88] Wie viele im Zusammenhang mit Pandemien genutzte Metaphern stammt auch der Begriff der Triage aus dem Fundus der Kriegssprache, allerdings handelt es sich hier um einen wehrmedizinischen Begriff, der auf die zivile Situation im Pandemiefall übertragen wird. Das Wort „Triage" stammt aus dem Französischen und heißt erst einmal nicht mehr und nicht weniger als „aussortieren". Angewandt wird er hier aber auf einen Vorgang der Aufteilung von Patientinnen und Patienten in Behandlungsgruppen, die nach unterschiedlicher Dringlichkeit und – das ist wichtig – im Falle knapper Ressourcen mit unterschiedlicher Priorität versorgt werden sollen. Im schlimmsten Fall kann das bedeuten, dass Personen, die im Normalfall versorgt würden, nun keine Hilfe mehr erhalten und sterben. Welche Kriterien bei dieser Ungleichheit angewandt werden und wer diese Kriterien bestimmt, ist ein medizinethisches Problem.

Die Standards ärztlichen Handelns – wir haben sie oben behandelt – geraten in Gefahr, wenn es zu einer Abwägung zwischen dem Wohl Einzelner und dem Wohl der Gesellschaft kommt. Wie sonst auch im öffentlichen Gesundheitswesen muss es in einem solchen Abwägungsfall einen Weg geben, der die öffentliche Gesundheit maximiert und dabei gleichzeitig individuelle Lasten so gering wie möglich hält. Sind nun Ressourcen wie zum Beispiel Beatmungsgeräte knapp, kann die Situation auftreten, dass entschieden werden muss, welche Patientin, welcher Patient diese Ressourcen erhält. Hier stehen sich ein medizinischer und ein sozialer Nutzen gegenüber und müssen gegeneinander abgewogen werden. Während der medizinische Nutzen auf die Gesundheitsverbesserung von Patienten zielt, zielt der soziale Nutzen auf die Maximierung des Wohls für die Gesellschaft.

Hier wiederum unterscheiden die beiden Autoren der oben genannten Analyse ein „breites" von einem „engen" Verständnis sozialen Nutzens: Während nach dem „breiten" Verständnis unabhängig von einem Pandemiegeschehen jeder „soziale Wert" einer Person ein Auswahlkriterium sein kann, bezieht sich das „enge" Konzept auf z. B. eine Pandemiesituation und einen sozialen Nutzen, der sich erst in diesem Pandemiezustand ergeben kann. Während eine Triage unter dem „breiten" Verständnis sozialethisch höchst problematisch ist, kann sich bei einer Pandemie die Situation ergeben, dass Entscheider und Handler prüfen, ob das Überleben einer bestimmten Person dazu beitragen kann, das Überleben weiterer Personen zu sichern. Ein konkretes Beispiel wäre die Frage, ob es nicht sinnvoll ist, die Behandlung einer Person vorzuziehen, die nach ihrer Genesung wieder zur Genesung vieler anderer Patientinnen und Patienten beitragen kann.

Die dahinter aufscheinende Gerechtigkeitsfrage lässt sich in einen utilitaristischen Ansatz und einen egalitären Ansatz unterscheiden. Der utilitaristische Ansatz folgt der Maxime, der größten Anzahl von Personen ein Überleben zu sichern. Dazu gehört auch, dass Personen, die schneeballeffektartig nach ihrer Genesung dazu beitragen können, viele andere Personen zu retten, zuerst behandelt werden sollten. Wie die Entscheidungen letztendlich getroffen werden, ist höchst kontext- und kulturabhängig. Hinzu kommt immer die Frage, wie Ärztinnen und Ärzte ihr Handeln in Unsicherheit in ihre Überlegungen mit einbeziehen. In Deutschland zumindest gilt ethisch und rechtlich ein Gleichheitsgebot, nach dem niemand aufgrund von Sozialstatus, Geschlecht, Religion, Alter etc. benachteiligt werden darf. Jedes Leben ist gleich viel wert. Das bedeutet, dass bei einer Entscheidung vor Zuteilung einer Ressource allein medizinische Kriterien wie Therapieoptionen und -ziele (bzw.

die Chance, diese zu erreichen) eine Rolle spielen dürfen. Hier wird dem egalitären Ansatz gefolgt.

Ist eine solche Priorisierungsentscheidung schon schwierig, so ist ein nachträglicher Entzug einer bereits begonnenen Intervention – wie z. B. das Abschalten einer Beatmung, um sie jemandem anderen zugutekommen zu lassen – noch problematischer. Hier handelt es sich um eine Grenzsituation, die kaum zu bewältigen und auch kaum zu rechtfertigen ist, solange die Beatmung sinnvolle Therapieziele verfolgt. Wieder gilt, dass jedes Leben gleich viel wert ist und Leben nicht gegeneinander abgewogen werden dürfen. Die von vielen Fachgesellschaften und Kliniken ad hoc verabschiedeten Leitlinien und Empfehlungen zur Priorisierung über die Zuteilung von Ressourcen sind vor diesem Hintergrund zumindest weder besonders originell noch sind sie unproblematisch. Sie versuchen, Ungleichheit zu formalisieren, wo zumindest das Grundgesetz der Bundesrepublik Deutschland unbedingte Gleichheit voraussetzt.

Infektionsschutzgesetz

Das Grundgesetz und andere Bundesgesetze bieten nicht unumstrittene Leitplanken für das derzeitige politische Handeln. Nahezu paradox und gleichzeitig nachvollziehbar mutet es an, dass einige der im Grundgesetz verankerten Grundrechte durch die Seuchengesetzgebung außer Kraft gesetzt werden können. Eine Basis für Grundrechtseinschränkungen bieten die 1968 eingefügten Notstandsgesetze sowie vor allem argumentativ der Schutz des Rechts auf Leben und körperliche Unversehrtheit (§1 Artikel 2). Nicht infizierte Personen sollen vor einer möglichen Ansteckung dadurch geschützt werden, dass letztlich alle Bürgerinnen und Bürger in ihren Freiheitsrechten beschränkt werden können.

Ein Reichsseuchengesetz gab es schon seit 1900 – es schloss unmittelbar an die Erkenntnisse und Empfehlungen Robert Kochs an und richtete sich gegen die damals grassierenden Epidemien (Cholera, Typhus etc., s. o.). Es wurde 1961 in der Bundesrepublik Deutschland durch das Bundesseuchenschutzgesetz ersetzt. Dieses Gesetz sah die Einschränkung der Unverletzlichkeit der Wohnung ebenso vor wie die Einschränkung der Freizügigkeit, die zwangsweise Unterbringung, die Verletzung des Postgeheimnisses und des Rechts auf körperliche Unversehrtheit. Den Gesetzesentwurf kommentierte beispielsweise der „Spiegel" mit dem Hinweis, dass mit dem Gesetz auch „Ansteckungsverdächtige" erfasst und ihrer Grundrechte entkleidet werden könnten. Die „zu potentiellen Revoluzzern gestempelten Kranken" sähen sich „auf eine Stufe mit Gewaltverbrechern gestellt".[89]

Im Jahr 2001 wurde das Bundesseuchengesetz durch das Infektionsschutzgesetz ersetzt,[90] das nicht weniger dramatisch in die Grundrechte eingreift. Versammlungsfreiheit, Bewegungsfreiheit, Postgeheimnis, freie Berufsausübung – all diese Rechte können eingeschränkt werden. Das Robert Koch-Institut wurde zur nationalen Behörde „zur Vorbeugung übertragbarer Krankheiten sowie zur frühzeitigen Erkennung und Verhinderung der Weiterverbreitung von Infektionen" ernannt.[91] Im föderalen System der Bundesrepublik konkurrieren im Seuchenschutz Bundes- und Ländergesetze und Verordnungen, wobei im Kern die Länder durch Rechtsverordnungen über Landesbehörden (z. B. Gesundheitsämter) ihre Kompetenz in Fragen der öffentlichen Gesundheit nach dem Subsidiaritätsprinzip wahrnehmen. Damit entscheiden letztendlich die Länder und Kommunen, welche Maßnahmen zum Seuchenschutz sie im Pandemiefall ergreifen wollen, auch wenn die gesetzliche Grundlage für diese Maßnahmen beim Bund liegt.

Wie in Zeitlupe konnten wir für das SARS-CoV-2-Virus beobachten, wie Pandemiepläne und Gesetzgebung der letzten 50 Jahre zu wirken begannen und vormalige medizinhistorische, juristische oder politikwissenschaftliche Vorlesungsszenarien, die Stoff für düstere Visionen eines Staatsstreiches auf Grundlage eines Seuchengesetzes boten, Wirklichkeit wurden – allerdings ohne dass es bisher zum Staatsstreich gekommen ist. Vielmehr scheint das föderale Prinzip in seiner Subsidiarität und ausgleichenden Funktion gerade auch vor dem Hintergrund der vielen Ungewissheiten im Zusammenhang mit Covid-19 zu wirken.

Was wir zum Virus wissen, sei hier mit Stand von Ostern 2020 noch einmal zusammengefasst, um zu zeigen, wie deutlich es sich in die bisher aufgezeichneten Wege und Muster einfügt.

SARS-CoV-2 und Covid-19

Das SARS-CoV-2 gehört zur Gruppe der SARS-assoziierten Coronaviren. Diese Viren haben die – damals unbekannte – SARS-Epidemie von 2002/2003 ausgelöst, an der weltweit etwa 800 Menschen starben. Allein 4000 der insgesamt weltweit etwa 8100 Infizierten lassen sich auf einen einzigen „super spreader" zurückführen. Diese Viren haben 2011/2013 auch die MERS-Epidemie ausgelöst, an der 2500 Menschen erkrankten und 860 Menschen starben. Die hohe Infektiosität und die hohe Letalität dieser SARS-Erkrankungen und die enge Verwandtschaft zwischen diesen SARS-Varianten muss als ein Grund dafür angesehen werden, dass auch der neue SARS-Erreger weltweit sofort wahrgenommen wurde – wenngleich er anfänglich noch nicht ernst genug genommen wurde.

Der Stammbaum des Virus und seine molekulargenetischen Varianten sind bis jetzt – Ostern 2020 – nicht völlig aufgeklärt. Molekularbiologische Untersuchungen zeigen, dass SARS-CoV-2 im November 2019 entstanden sein könnte. In diesem Zeitraum ist das Virus auf den Menschen übergegangen. Sowohl die Hauptwirte als auch die möglichen Zwischenwirte von SARS-CoV-2 sind bislang nicht eindeutig identifiziert. Reservoire von SARS sind Säugetiere und Vögel. Diskutiert werden Fledermäuse und Schuppentiere. Die SARS-Viren von Fledermäusen können nicht in menschliche Zellen eindringen, die von Schuppentieren sehr wohl. Möglicherweise handelt es sich um eine Rekombination beider Viren. Diese Rekombination könnte die Artgrenze überschreiten und für andere Spezies pathogen werden. Anscheinend können auch Haustiere, und zwar vor allem Katzen, Träger des Virus sein, wie prominent im Zusammenhang mit Zootigern berichtet wurde.

Es steht in jedem Fall fest, dass Wirt und Zwischenwirt von SARS-CoV-2 aus dem Tierreich stammen. Sehr wahrscheinlich ist, dass der Ursprung der Zoonose in Wuhan und hier im „Huanan"-Tiermarkt liegt. Dort waren die Möglichkeiten gegeben, dass sich die Wirte und Zwischenwirte in nächster Nachbarschaft und im engsten Kontakt mit vielen Menschen begegnen (siehe Kapitel 1).

Was bedeuten diese Hinweise nun, wenn SARS-CoV-2 Menschen infiziert und gegebenenfalls Covid-19 auslöst? Noch einmal verweisen wir darauf, dass derzeit nicht nur das Virus, sondern auch die durch das Virus ausgelöste Krankheit noch nicht vollständig verstanden werden. Viele offene Fragen werden sich erst in den nächsten Monaten, vielleicht auch erst in den nächsten Jahren klären. Maßnahmen gegen das Virus erfolgen folglich sowohl auf individueller Ebene als auch auf der Ebene der öffentlichen Gesundheitswesen in eine Unwissenheit hinein auf Basis lückenhafter und mosaikartig zusammenzusetzender Einzelbefunde.[92] Seit Januar wird das SARS-CoV-2 Virus weltweit von verschiedenen Disziplinen – Virologie, Epidemiologie,

Pulmonologie, Intensivmedizin und Medizingeschichte, hier im Vergleich mit früheren Epidemien – erforscht. Aus den Ergebnissen werden jeweils neue Schlüsse für gesundheitsschützende Maßnahmen gezogen.

Die Kenntnis des Vermehrungszyklus des Virus ist essenziell, um mögliche Heilmittel und Impfstoffe entwickeln zu können. Heilmittel und Impfstoffe setzen an jeweils verschiedenen Stellen außerhalb und innerhalb der Zellen an. Die Möglichkeiten reichen vom Anbinden des Virus an eine Wirtszelle bis zur Ausschleusung der reduplizierten Viren. Die molekularen Einzelheiten zu erläutern, würde hier zu weit führen und übersteigt unsere Expertise. Im Internet sind genügend präzise und vor allem elektronisch verbundene Informationen abrufbar. Die Frage, in welchem Zeitraum Therapeutika und Impfseren in der nötigen Wirksamkeit, Zahl und Anwendbarkeit zur Verfügung stehen, ist für die Frage wichtig, wie lange präventive Maßnahmen erforderlich sind. Ein spezifisches neues Therapeutikum oder ein Impfserum zu entwickeln, dauert von der Analyse des Virus, der Festlegung geeigneter Angriffspunkte bzw. Antigene, der Tierversuche, Freiwilligenversuche und Zulassungsverfahren bis zur Massenproduktion üblicherweise zehn Jahre. Aufgrund einschlägiger Erfahrungen aus der Geschichte sind schwere Zwischenfälle auch bei molekularbiologisch hergestellten Arzneimitteln und Impfseren nicht auszuschließen. Rückschläge dieser Art gab es zum Beispiel beim Versuch, eine Impfung gegen Tuberkulose zu entwickeln. Hier kam es z. B. 1930 zu einem Impfunglück durch verunreinigte Kulturen in Lübeck, bei dem 77 Kinder starben. Auch bei der Entwicklung von Polioimpfstoffen kam es 1955 zu einem Zwischenfall, dem so genannten Cutter-Unglück – benannt nach der Firma, die einen verunreinigten Impfstoff in Umlauf brachte.

Es wird daher verstärkt danach gesucht, ob die bereits für SARS-CoV, MERS-CoV, HIV oder andere virale Erkrankungen zugelassenen oder in Erprobung befindlichen Virostatika und Impfseren im Sinne einer Zweitnutzung bzw. Indikationsausweitung auch gegen Covid-19 eingesetzt werden können. Auch diese Zweitnutzung ist mit Risiken verbunden. Schließlich wird kolportiert, dass auch altbekannte Heilmittel wie etwa Antimalaria-Mittel zu wirken scheinen.

Auch wenn noch nicht sicher ist, dass eine überstandene Covid-19-Erkrankung vor einer Neuerkrankung schützt, besteht eine Hoffnung, dass mit der Zahl der gesundeten Infizierten die Zahl der Personen steigt, die die Krankheit nicht mehr weitergeben können. Ist diese Zahl der immunen Personen in einer Population groß genug, kann sich ein Virus hier nicht mehr weiterverbreiten. Denn die so genannte Herdenimmunität verhindert, dass Krankheitserreger genügend neue Opfer finden, um sich über einzelne, nach wie vor mögliche Infektionen hinaus weiter epidemisch auszubreiten. Die Herdenimmunität hängt von vielen Faktoren ab: Die Bevölkerung, die Umwelt, die Erreger, die Übertragungswege, etwaige Impfstoffe, die Infrastruktur und viele andere Faktoren mehr sind zu beachten. Deshalb ist die Herdenimmunität von Krankheit zu Krankheit verschieden. Bei SARS-CoV-2 und Covid-19 wird eine Herdenimmunität von 60 bis 70 Prozent angestrebt; mangels eindeutiger Studien ist dies eine bloße Schätzung.

Die Fragen, die sich hieran anschließen, lauten, was angesichts einer unbekannten Virulenz, Kontagiosität (Übertragbarkeit), Infektiosität, Reduplikationsrate, Tenazität, Inkubationszeit und Latenz, der Dunkelziffer der Infizierten und der unklaren Zahl der „silent carriers" passieren kann und als Seuchenabwehr eingerichtet werden muss, bis sich eine Herdenimmunität eingestellt hat. Wie viele Menschen erkranken? Wie viele Menschen erkranken schwer und müssen im Krankenhaus behandelt werden? Wie viele Menschen werden beatmungs- und intensivpflichtig? Wie viele Menschen sterben? Was geschieht, wenn nichts unternommen wird? Welche Maßnahmen versprechen welche Ergebnisse? Wie lange hält die erworbene Immunität an? Wird das Virus endemisch?

Case-Control-Studies im Realversuch

Nachdem Covid-19 in China ausgebrochen war, hat die ganze Welt zugesehen, was in diesem Land geschieht. China bot ein Schauspiel und lieferte Modelle dafür, was zu tun und was zu unterlassen ist. Gebannt und gleichzeitig aus der Ferne schaute die Welt auf ein Drama, dessen Szenerie sie in vielfachen Pandemieplänen bereits durchgespielt und simuliert hatte. Nachdem sich SARS-CoV-2 weltweit ausgebreitet hat, ist an vielen nationalen Beispielen nachzuvollziehen, wie Natur und Kultur zu unterschiedlichen Reaktionen auf die unausweichlich herannahende Gefahr führten. Es ist – so traurig es auch klingen mag – eine Art zeitgleiche internationale Case-Control-Study über den „Outcome" unterschiedlicher öffentlicher Gesundheitssicherung bei einer Epidemie.

Nach dem bereits dargelegten Kenntnisstand ist SARS-CoV-2 im November 2019 in Wuhan entstanden und auf den Menschen übergegangen. Nach den bekannten Infektionszeiten begann sich das Virus Ende November und Anfang Dezember in Stadt und Region zu verbreiten. Nach den bekannten Zahlen der Basisreproduktionsraten und der unerkannt verlaufenden Infektionen muss die Durchseuchung der Bevölkerung in diesem frühen Stadium einer noch nicht erkannten Epidemie schnell vorangeschritten sein.

Anlaufstelle für kranke Menschen sind in China Krankenhäuser. Diese werden erst dann aufgesucht, wenn die Familie und die in China übliche alte chinesische Medizin (nicht: TCM) nicht mehr helfen. Als mehrere Ärzte in den Krankenhäusern in und um Wuhan Ende Dezember bemerkten, dass sich eine SARS-ähnliche Lungenkrankheit häufte, müssen Virus und Krankheit bereits weit verbreitet gewesen sein. Die – privaten – Meldungen von Li Wenliang (1986–2020) und anderen Ärzten, dass sich Kollegen vor SARS schützen mögen, wurden in typischer Form von der Administration entweder nicht wahrgenommen oder gewaltsam wegen Störung der öffentlichen Ordnung unterdrückt. Nicht nur China-typisch ist die Reaktion deswegen, weil diese Warnungen, wenn sie denn wahr wären, in Erinnerung an die SARS-Epidemie 2002/2003 einen massiven Eingriff in die öffentliche Ordnung zur Folge gehabt hätten. Zur Erinnerung: Die Choleraepidemie in Hamburg wütete auch deswegen so heftig, weil sich die zuständigen Ärzte weder fachlich einigen konnten noch sich trauten, ihre folgenreiche Diagnose an die zuständigen Behörden weiterzugeben.

Die SARS-ähnliche Krankheit wurde am 30./31. Dezember 2019 an das WHO-Länderbüro in China gemeldet. Der Lebendtiergroßmarkt in Wuhan wurde am 1. Januar 2020 geschlossen. Erst am 22. Januar 2020 wurde Wuhan abgesperrt. Am 25. Januar 2020 waren in China 1300 Infektionen bestätigt und 41 Kranke verstorben. Die Absperr- und Kontrollmaßnahmen wurden erheblich verschärft. Bis dahin hatten nach Angabe der örtlichen Verwaltung mindestens fünf Millionen Menschen die Gegend verlassen. Damit konnte sich das Virus nicht nur über die Stadt Wuhan und die Provinz Hubei hinaus in ganz China (Guandong, Henan, Zhejian, Hunan und in den weiteren Provinzen), sondern vor allem auch international ausbreiten. Die WHO rief am 30. Januar 2020 eine internationale Gesundheitsnotlage aus: Die Zahl der Infizierten lag damals weltweit bei 10 000. Am 28. Februar 2020 stufte die WHO die Risikolage von „hoch" auf „sehr hoch" ein. Inzwischen waren in China 79 000 Menschen erkrankt und 2790 verstorben. Außerhalb von China lagen die Zahlen bei 4700 Infizierten und 67 Toten.

Damit soll es der Chronik von SARS-CoV-2 und Covid-19 genug sein. In den elektronischen Medien und in der Qualitätspresse ist hinreichendes, auch interaktives Bild-, Tabellen- und Kartenmaterial vorhanden.

Covid-19 in Deutschland

In Deutschland waren die Reaktionen zunächst zurückhaltend. Das Arsenal des Infektionsschutzgesetzes wurde noch aus der Ferne beäugt, aber nicht hervorgeholt. China war etwas für die Abendnachrichten, hautnah nur für diejenigen, die Familie und Freunde in China haben, die in China Unternehmen betreiben oder in China mit weiteren Aufgaben betraut sind. Deutschland galt als gut vorbereitet und lehnte sich zurück. Gestritten wurde früh darüber, ob die in Aussicht genommenen Maßnahmen ausreichen würden oder zu weit gingen.

Aufgewacht sind viele Bürger, als der Virologe Christian Drosten (geb. 1972) in einer Fernsehdiskussion am 27. Februar 2020 sagte: „Diese Diskussion macht mich gerade immer stiller und stiller. Das ist ein Suchen nach Problemen, wo keine sind." Die Frage, ob Deutschland vorbereitet sei, sei reine Energieverschwendung: „Wir müssen uns eher fragen, worauf wir vorbereitet sein wollen", sagte er. Schließlich sei es ein enormer Unterschied, ob sich die Pandemie über wenige Monate oder zwei Jahre abspielen werde: „Es wird schlimm werden."[93] Anschuldigungen in Richtung Politik und Behörden seien vergeblich, da es bei der Eindämmung und Bekämpfung einer Pandemie vor allem um Improvisation gehe.

An dieser Stelle werden Argumentationslinien unserer bisherigen Diskussion im akuten Fall deutlich: Wir haben grundsätzliche Bedingungen ärztlichen Handelns auch in der öffentlichen Gesundheitssicherung – und dies angesichts einer unbekannten Bedrohung – geschildert. Angesichts der oben dargelegten Biologie des Virus, die eben immer noch nicht völlig klar ist, und angesichts der aus epidemiologischen Binsenweisheiten etwa zur Herdenimmunität errechenbaren Daten und Faktoren wäre in Deutschland im schlimmsten Fall (natürlich ohne Kenntnis der Zahl milder oder gar nicht erkannter Verläufe) mit insgesamt 49 Millionen Infizierten (60 Prozent der Bevölkerung), 34 Millionen Erkrankten (70 Prozent der Infizierten), sieben Millionen Schwerkranken (15 Prozent der Infizierten), 2,5 Millionen zu beatmenden Patienten (fünf Prozent der Infizierten) und 490 000 bis 1,5 Millionen Toten (ein bis drei Prozent der Infizierten) zu rechnen gewesen – und das innerhalb nur weniger Wochen. Was also tun? Wie die Infektionsketten verzögern? Wie die medizinische Versorgung vor dem Zusammenbruch bewahren?

Hier ist eine Kritik der öffentlichen Kritik angebracht. Es ist selbstverständlich, dass öffentliche Maßnahmen auch öffentlich diskutiert werden – das gilt besonders in Zeiten von Seuchen, also auch von Covid-19. Die Diskussion ist zugleich – siehe Michel Foucault einschließlich vieler Nachfolger und Gegner – ein notwendiger Teil eines Machtdispositivs. Hier lautet die Frage: Wie schreibt sich der Diskurs in das Verhalten der Menschen ein? Sowohl in den Medien als auch in der fachlichen Diskussion, teilweise in offenen Memoranden publik gemacht, machten sich Stimmen breit, die besagten, dass die aktuellen Absperrungen wissenschaftlich nicht hinreichend begründet seien. Die deutsche Seuchenpolitik orientiere sich an invaliden Indikatoren. So auch das Thesenpapier namhafter Gesundheitswissenschaftler – und merkwürdigerweise auch Verantwortlicher aus der Gesundheitsadministration.[94] Nötig seien demnach umfangreiche und methodisch abgesicherte Studien – die durchzuführen selbstredend mindestens Monate dauert.

Methodisch valide Studien zu fordern, ist richtig. Aber erstens: Die Forderung nützt nichts, weil die Daten schlicht und einfach nicht vorliegen und wegen der nicht bekannten Reaktion des Virus auch – noch – nicht vorliegen können. Aber zweitens: Ärztinnen und Ärzte, besonders Notärzte, müssen akut Entscheidungen zum Handeln treffen, auch wenn die Situation nicht völlig abgeklärt ist. Der Patient möchte nicht hören, dass der Arzt an einer Studie arbeitet, er möchte behandelt werden. Ähnlich müssen auch die Akteure im öffentlichen Gesundheitswesen entscheiden, obwohl eine Situation nicht völlig abgeklärt ist. Die Öffentlichkeit kann nicht warten, bis die entsprechenden Studien vorliegen. Die Kritiker der Kritiker werfen diesen also vor, dass sie im Labor, in der Amtsstube oder im stillen Kämmerlein sitzen und darüber nachdenken, was hätte geschehen können. Zu entscheiden haben sie nichts. Umfassende epidemiologische und klinische Studien als Grundlage der Seuchenpolitik sind notwendig: aber aktuell begleitend und im größeren Umfang erst wenn die Epidemie vorbei ist.

Seit Ende Februar ging es Schlag auf Schlag: Körperliche Distanz wurde zum Mantra, Kitas und Schulen schlossen, am 22. März kam es zum Kontaktverbot und zu Ausgangsbeschränkungen – bundesweit, in einigen Ländern – wie Bayern – sowie in einigen Gemeinden – wie im Kreis Heinsberg – wurden Ausgangssperren angeordnet. Wirtschaft, Handel und Wandel kamen weitgehend zum Erliegen. Über das ganze Land senkte sich eine unglaubliche Ruhe – paradox gebrochen durch sonniges Frühlingswetter. Wunderschön, wenn nicht, ja wenn nicht ganze Wirtschaftszweige darniederliegen würden, viele Existenzen gefährdet wären und Menschen in Einsamkeit und Angst versinken

158

würden. Wirtschaftsförderung und Geldzuwendungen in bis dahin nicht vorstellbaren Ausmaßen sollen die schlimmsten Folgen mildern helfen. Ob sie nach dem Ende der Pandemie helfen, ist wieder ungewiss. Mittlerweile tobt ein heftiger Streit, ob derart tiefe Eingriffe in das Leben und die Rechte der Menschen gerechtfertigt seien. Am 9. April, kurz vor dem Osterfest 2020, sagte Lothar Wieler, Chef des RKI: „Von einer Entspannung kann man noch nicht wirklich ausgehen."[95] Es werde aber deutlich, dass die Maßnahmen erste positive Effekte zeigten: keine Prognose einer schnellen Rückkehr zur alten Ordnung.

Nationale Reaktionen

Die Unterschiede in verschiedenen Abwehrstrategien spiegeln sich in den internationalen Statistiken: Am 11. April hatten die USA 501 000 Infizierte, Deutschland 122 000, Österreich 14 000 und Südkorea 10 500. Am 9. April 2020 lag die Todesrate in Italien bei 12,6 Prozent, im Vereinigten Königreich bei 11,5 Prozent, in Spanien und Frankreich bei annähernd zehn Prozent, weltweit bei 5,8 Prozent, in Deutschland bei zwei Prozent, in Österreich bei 0,025 Prozent und in Südkorea bei 0,02 Prozent.[96] Diese Zahlen fordern zum Vergleich auf und avancieren im Internet zu wettbewerbsähnlichen Betrachtungen: Welche unterschiedlichen Vorgehensweisen gab es? Wo wurden die besten Ergebnisse erzielt? Welche sozialen, welche wirtschaftlichen Kosten waren und werden mit den unterschiedlichen Strategien verbunden sein?

Es ist unmittelbar deutlich, dass Länder, die es am schwersten getroffen hat – wie etwa Spanien oder Italien –, nur bedingt und gegebenenfalls in einzelnen Aspekten, z. B. in der Grundversorgung mit Beatmungsgeräten und Intensivstationen, in diesen Vergleich eingehen könnten. Wir werfen hier nur einen exemplarischen und stark vereinfachenden Blick auf die Nachrichtenlage zu China, den

USA, Österreich, Südkorea und als lokales deutsches Beispiel den inzwischen berühmten Kreis Heinsberg, weil diese Staaten und dieser Kreis zumindest auf den ersten Blick mit ihren Maßnahmen und Effekten gegen die Pandemie nahezu modellhaft wirken.

In China übernahm nach einigem Zögern Xi Jinping, der Vorsitzende der Kommunistischen Partei Chinas und Präsident der Republik, am 22. Januar 2020 in einer Ansprache die Verantwortung für den Kampf gegen Corona. Unter der Maßgabe einer über 2000 Jahre eingeübten Tradition des Legalismus zieht dies die unbeschränkte Eingriffsgewalt staatlicher Organe in alle Bereiche des Lebens nach sich. Eingeübte Hierarchien bestimmen das öffentliche Verwaltungshandeln. Wissenschaftlich untermauert wurden die massiven Maßnahmen durch intensive Forschungen zu Coronaviren, wie sie seit der SARS-Epidemie von 2003 in China betrieben werden.[97] Die persönliche Kontrolle vor Ort erfolgt durch die normalerweise freundlichen, im Ernstfall unerbittlichen Nachbarschaftskomitees. Vor diesem Hintergrund und auf diese Weise konnten strikte Ausgangssperren durchgeführt und über acht Wochen durchgehalten werden. Am 10. März 2020 feierte der Präsident den Sieg über Covid-19 mit einem öffentlichen Besuch in Wuhan. Das völlig eingestellte wirtschaftliche und öffentliche Leben begann allmählich unter strikten Auflagen wiederzuerwachen. Eine zweite Krise dieser Art – in Form der üblichen zweiten und dritten Wellen viraler Epidemien – kann sich China nicht leisten – das gilt sowohl wirtschaftlich wie politisch. Angesichts der hohen Zahl von nicht und falsch negativ getesteten Personen, angesichts der hohen Zahl von „silent carriers" ist eine zweite Welle indes wahrscheinlich. Alle aus dem Ausland Einreisenden müssen sich seit dem 16. März 2020 in eine vierzehntägige Quarantäne begeben. Ab dem 28. März 2020 wurde eine Einreisesperre für alle Ausländer erlassen: Alle bisher erteilten Visa für die Einreise nach China sind ungültig.

In den USA hat der Präsident zunächst alle Ratschläge seiner Experten in den Wind geschlagen. Sprecher dieser Experten ist niemand anderer als Anthony Fauci, weithin bekannt als Fachmann in Fragen der Öffentlichen Gesundheit und der Seuchenbekämpfung seit den frühen Tagen der AIDS-Forschung. Er ist weltweit mit 45 Ehrendoktoraten ausgezeichnet und war bereits Berater von sechs US-Präsidenten: von Ronald Reagan, George H. W. Bush, Bill Clinton, George W. Bush und Barack Obama bis Donald Trump. Noch 2017 haben Fauci und andere eine visionäre Arbeit mit dem Titel „Lessons From Recent History About Emerging Infectious Disease Threads" veröffentlicht.[98] Fauci war einer der wenigen, die es wagten, den Präsidenten öffentlich zu korrigieren – und Fauci wurde deswegen in den so genannten sozialen Medien mit Schmutzkampagnen überzogen. Zahlreiche internationale Experten riefen zur Kooperation mit China auf.[99] Der Präsident hat sich, nachdem er die Krise lange Zeit geleugnet und die Presse aufgefordert hatte, keine schlechten Nachrichten zu verbreiten, nun an die Spitze der Bewegung im Kampf gegen das Virus gestellt. Die eigentlichen Akteure sind indes die Gouverneure und Bürgermeister. Angesichts mangelnder öffentlicher Sozialleistungen, angesichts eines kapitalistisch organisierten Gesundheitswesens und angesichts schlecht ausgestatteter Krankenhäuser stürzen viele US-Amerikaner in die Armut ab, sollten sie Gesundheitsleistungen in Anspruch nehmen müssen. Armut droht den amerikanischen Bürgern schon vorher, wenn sie wegen des gesellschaftlichen Stillstands ihren Verdienst einbüßen. Der Präsident hat jedem US-Amerikaner ein Handgeld von 1200 US-Dollar versprochen und ein 2,3 Billionen schweres Konjunkturprogramm auf den Weg gebracht. Die USA liegen zu Ostern 2020 mit einem Drittel aller Infizierten und 20 Prozent aller Todesfälle weltweit an der Spitze – und befinden sich noch auf dem aufsteigenden Abschnitt der Kurve.

Südkorea gehörte zu den ersten Ländern, die von SARS-CoV-2 und Covid-19 betroffen waren. Dazu trug nicht nur der rege Austausch mit China, sondern im Land selbst eine christliche Sekte bei, die alle Isolationsregeln unterlief: Dies führte zu einer Masseninfektion in der Stadt Daegu. Südkorea lag in der Zahl der Neuinfektionen anfangs auf dem zweiten Platz hinter China. Südkorea verzichtete von vornherein auf die in China geübten drastischen Eingriffe in das öffentliche und persönliche Leben: Es wurden keine Städte abgeriegelt und keine Ausgangssperren verhängt. Basis der Strategie waren schnelle und massenhafte Tests. Südkorea ist das Land mit der größten Testdichte weltweit. Dadurch konnten Infektionsherde aufgefunden, die Infektionsketten aufgespürt und unterbrochen werden. Das sind klassische Surveillance-Strategien, durchgeführt allerdings mit einem hohen organisatorischen Aufwand und einer entsprechenden Ausstattung von reichlich vorhandenen Test-Kits bis zur Schutzkleidung des medizinischen Personals. Als Besonderheit setzte Südkorea auf das Internet, um sowohl die Bevölkerung zu informieren als auch die Infektionsherde samt den infizierten Personen zu kontrollieren. Dazu werden Daten von verschiedensten Quellen – Banken, Mobiltelefonen, Überwachungskameras – zusammengeführt, in mehr oder weniger anonymisierter Form zu Bewegungsprofilen zusammengestellt und den Infizierten und ihrem Umfeld mitgeteilt. Schließlich haben sich die Koreaner selbst auch ohne Zwang verantwortungsvoll betragen und entsprechende Verhaltensweisen an den Tag gelegt. Schulen und Universitäten sind geschlossen, größere Veranstaltungen sind verboten. Aber das Leben in der Öffentlichkeit und in der Wirtschaft findet weiterhin statt. Südkorea ist damit nicht nur generell ein Vorbild für das Vorgehen gegen Epi- und Pandemien. Südkorea ist auch ein schlagender Beweis dafür, dass autokratische Staaten keinen Vorteil haben müssen, wenn es darum geht, schnellstmöglich und umfassend zu reagieren. Die Basis ist allerdings das vertrauensvolle Kooperieren von Politik, Verwaltung und Bevölkerung und ein Vertrauen darauf, dass all die erhobenen Daten auch nur zweckgebunden für die Seuchenbekämpfung genutzt werden, ohne dass Individuen mit nachhaltigen Härten bedroht werden, so dass sie eine Teilnahme am Testen und Überwachen boykottieren.

Zu den europäischen Best-Outcome-Beispielen gehört neben Portugal Österreich. Österreich hat rasch entschiedene Absperrmaßnahmen sowohl an den Grenzen des Landes als auch im Inneren des Landes erlassen. Ausnahmen betrafen notwendige Einkäufe oder den Berufsverkehr. Das Betreten von Sportstätten wurde verboten. Soziale Kontakte sollten auf ein Minimum begrenzt werden. Es gilt ein generelles Versammlungsverbot. Die Grenzen nach Italien, der Schweiz und Deutschland sind geschlossen. Innerhalb Österreichs wurde die Aus- und Einreise für das mit 4000 Infizierten besonders betroffene Tirol verboten. In Tirol gelten generelle Ausgangsbeschränkungen. Zusätzlich gibt es besondere Quarantänezonen – z. B. die Gemeinde Ischgl, ein Corona-Hotspot mit der Après-Ski-Bar Kitzloch, in den Medien als „Virenschleuder Europas" verunglimpft. Die veröffentlichten Infektionszahlen in Österreich schienen kürzlich angezweifelt zu werden. Tatsächlich wurde in Österreich vom 1. bis 6. April 2020 eine erste repräsentative Prävalenz-Studie durchgeführt. Diese ergab eine Durchseuchung von 0,33 Prozent. Auf die gesamte österreichische Bevölkerung hochgerechnet bedeutet das, dass statt der ermittelten 14 000 insgesamt ca. 30 000 Österreicher infiziert waren. Es handelt sich um eine Studie, die das Verhältnis von erfassten Infizierten und tatsächlich Infizierten ermitteln soll – es geht also um die Dunkelziffer. Das RKI gibt hier einen Faktor von elf bis 20 an, während der in Österreich ermittelte Faktor bei drei läge – also erheblich niedriger wäre.

Der Kreis Heinsberg stand seit Beginn der Epidemie in Deutschland im Mittelpunkt des Interesses. Ursprünglich als Ausgangspunkt zahlreicher weiterer Infektionen gescholten, gilt der Kreis mittlerweile als Musterregion. Bereits Ende Januar 2020 wurden hier Empfehlungen für China-Rückkehrer veröffentlicht. Zum „Hotspot" wurde dann eine Karnevalssitzung am 15. Februar 2020. Am 27. Februar wurden 400 Menschen, die Kontakt zu Corona-Infizierten hatten, für 14 Tage unter persönliche Quarantäne gestellt. Am 28. Februar wurden alle Schulen, Kitas und Tagespflegeeinrichtungen geschlossen. Landesweit wurde dies erst am 16. März 2020 angeordnet. Weitere Maßnahmen zur Aufklärung der Bevölkerung, zur Notbetreuung der Kinder des Ärzte-, Betreuungs- und Pflegepersonals folgten, die Kooperation mit der unmittelbar benachbarten niederländischen Provinz Limburg wurde vereinbart. Seit Ende März wird im Kreis Heinsberg eine Modellstudie durchgeführt.

Insgesamt gesehen sind die Aktionen in Südkorea, in Österreich und im Kreis Heinsberg Beweise dafür, wie effizient die vielfach gegliederten Ebenen der Gesundheitssicherung sein können. Für Deutschland zeigt sich: Der Föderalismus ist ein Vorteil für eine flexible, regionale und örtliche Gesundheitssicherung und kein Hemmschuh für einen für allein effektiv gehaltenen zentralstaatlichen Durchgriff.

Literaturhinweise:

Bauerfeind, Rolf u.a.: Zoonosen: zwischen Tier und Mensch übertragbare Infektionskrankheiten. 4., vollst. überarb. u. erw. Aufl. Köln: Deutscher Ärzte-Verlag 2013.

Garrett, Laurie: Die kommenden Plagen. Neue Krankheiten in einer gefährdeten Welt. Frankfurt/M.: Fischer 1996.

Quammen, David: Spillover. Der tierische Ursprung weltweiter Seuchen. München: Deutsche Verlags-Anstalt 2013.

Wolfe, Nathan: Virus – die Wiederkehr der Seuchen. Reinbek: Rowohlt 2012.

8. Was ist zu tun?

„Der freie Verkehr ist ein so großes Gut, daß wir es nicht entbehren könnten, selbst um den Preis nicht, daß wir von Cholera und noch vielen anderen Krankheiten verschont blieben. Eine Sperre des Verkehrs bis zu dem Grade, daß die Cholera durch denselben nicht mehr verbreitet werden könnte, wäre ein viel größeres Unglück als die Cholera selbst und die Völker würden die blutigsten Kriege führen, um solche Schranken wieder zu brechen, wenn sie ihnen auferlegt würden."[100]

Diese Worte von Max von Pettenkofer aus dem Jahr 1873 sind das Motto der vorliegenden Studie.

In der Ära Max von Pettenkofers, der Ära der Assanierung und Hygienisierung der (Industrie-)Städte und (Industrie-) Regionen, ging es darum, die Umwelt umfassend im Vorhinein gesundheitsgerecht zu gestalten. Pathogene Zustände, Überträger und Überträgersituationen sollten von vornherein bereinigt, zumindest weitgehend beseitigt werden. Das über viele Jahrzehnte erarbeitete Resultat ist die heute selbstverständliche hygienische Infrastruktur sowohl in den gesundheitsgerechten Verhältnissen unseres Lebens als auch im gesundheitsgerechten Verhalten von uns selbst und von unseren Mitmenschen – bis hin zu internationalen Schutzmaßnahmen (Kapitel 3, 4, 6).

Von vornherein – das ist das Stichwort – sollen Seuchen bekämpft werden. Pandemiepläne und Seuchenschutzgesetze deuten darauf hin, dass dieses Bewusstsein allerorten zumindest vorhanden ist. In Deutschland ist das Robert Koch-Institut allgemein bekannt, ebenso wusste man von Pandemieplänen.

Das Bundesseuchengesetz und sein Nachfolger, das Infektionsschutzgesetz, wurden in der Presse besprochen und ob ihrer Eingriffsmöglichkeiten in Grundrechte kritisiert. Sie waren also keineswegs geheim. Warum – so lautete unsere Ausgangsfrage – trifft uns die Covid-19-Pandemie dann in einer Weise, die zumindest in unserer aktuellen Wahrnehmung unser Land, Europa, ja die ganze Erde in den Grundfesten zu erschüttern droht? Haben wir es mit einer „skandalisierten Seuche" oder einem „echten Killer" zu tun (Kapitel 2, 7)? Unsere Grundthese lautete: Gesellschaftliches Zusammenleben im lokalen, im regionalen, im nationalen und im internationalen Raum ist unser Lebenselixier. Dieses wird durch die aktuelle Pandemie sichtbar und in außergewöhnlicher Form bedroht. Das erschüttert uns und lässt die Frage aufkommen: Wird es auch in Zeiten der neuen Seuchen in Zukunft möglich sein, den freien Verkehr von Waren, Gütern, Dienstleistungen und Menschen zu gewährleisten?

Seuchen sind, so der Historiker Malte Thießen, „die sozialsten aller Krankheiten": „Sie treffen ganze Gesellschaften, schüren kollektive Ängste und verschärfen soziale Spannungen."[101] Dabei wirken sie paradoxerweise auf Unsozialität hin. Man könnte auch sagen: Vor dem Virus geht auch der übelste Potentat in die Knie. Standen bei früheren Seuchen die Stigmatisierung der (vermeintlichen) Überträger und ihre Ausgrenzung im Vordergrund, so heißt das heutige Mantra „soziale Distanz". Seuchen gefährden nicht nur biologisches Leben, sie gefährden auch die kulturelle Art zu leben. Sie werfen Eingeübtes und gesellschaftlich Gelebtes über den Haufen und wirken höchst verstörend. Seltsam sind für unsere Augen die Bilder von Menschen, die in sicherer Entfernung stehen und sich nicht mehr die Hand reichen dürfen. Sich die Hände zu reichen, ist in unserem Kulturkreis ein uraltes Zeichen der

Freundschaft und des Friedens. Fast ironisch wirkt es, wenn zuerst in Österreich, dem Land, das 2017 ein Gesichtsverhüllungsverbot ausgesprochen hat, die Gesichtsmaske zum staatlich vorgeschriebenen Pflichtaccessoire in Supermärkten wird (wobei gesagt werden muss, dass das Verhüllungsgesetz das Tragen von Masken aus gesundheitlichen Gründen erlaubte). Der katholische Karneval ist jetzt schuld an der Seuche, das Umarmen und noch schlimmer das Küssen als Begrüßungsritual tragen zur Verbreitung bei. Die deutschsprachige Presse war zuletzt voll von solchen Sottisen und hat durch Vermischung von Hygieneetikette und kulturellen Eigenheiten Bilder geschaffen, die auch dazu taugen, traditionelle Lebensweisen und Umgangsformen herabzusetzen.

Das Ineinandergreifen von staatlicher Planung und Intervention, Seuchengeschehen, medialer Verbreitung, Biologie und Kultur wollten wir – mitten in der Seuche – historisch einordnen. Wenn unsere hier angebotene „pragmatische Geschichte" auch keine Bausteine im Sinne kontrollierter naturwissenschaftlicher, wirtschafts- oder sozialwissenschaftlicher Studien zum aktuellen Geschehen beitragen kann, soll diese Art historischer Analyse doch mit ihrer Interpretation der Geschichte als eine Art Vor-Aufklärung, als eine Art „re-connaissance" für aktuelle Handlungsoptionen und die Probleme dienen, die sich möglicherweise hinter verschiedenen Optionen verbergen. In diesem Sinne bieten die hier vorgeschlagenen Themen und Maßnahmen Denkvorschläge und Aufmerksamkeitshorizonte: Was gilt es künftig zu beachten, wie ist – nach der Seuche – das aktuelle Geschehen zu evaluieren und in eine Pandemieplanung umzusetzen? Wie können wir das, was uns in unserer Kultur wichtig ist, z. B. Kommunikation, Austausch und soziales Zusammensein, in der nächsten drohenden Seuche und darüber hinaus bewahren?

Die Verwandlung der Welt

Die „Verwandlung der Welt" – so ist das gerühmte historiographische Meisterwerk von Jürgen Osterhammel betitelt.[102] Osterhammel beschreibt den Weg von den Welten des Ancien Régime des ausgehenden 18. Jahrhunderts zu den industriellen Welten des frühen 20. Jahrhunderts. Zyklen des Wandels sind ein Thema seines Buches, und diese Zyklen lassen sich fortschreiben bis in die Gegenwart. Im „langen 19. Jahrhundert" und den Folgejahrzehnten des 20. Jahrhunderts haben Dampfmaschinen, elektrische Maschinen, Verbrennungsmotoren und die Atomenergie die materiale Basis der Produktions- und Lebensverhältnisse bestimmt. Jetzt bewirkt die elektronische Datenverarbeitung, die sich selbst rasend schnell ändert, ständig neue Formen des Wirtschaftens und des Lebens. Zeit und Raum sind in den letzten Jahren weiter geschrumpft, als dies in den 1980er Jahren überhaupt denkbar war. Mit „5G" sind alle verfügbaren Informationen theoretisch auf die Millisekunde zeitgleich auf der ganzen Welt verfügbar: Musiker oder Sänger könnten jetzt von verschiedenen Erdteilen aus ein gemeinsames Konzert in die Welt senden.

Information, Kommunikation, Austausch und Vernetzung sind der Motor eines sich selbst vorantreibenden Wandels. Die globalen Gewichte haben sich verschoben. Nicht allein Produktion und Arbeit sind verteilt, sondern die Wertschöpfungs- und Lieferketten in Waren wie in Dienstleistungen sind weltweit zeitgleich organisiert: Im Gleichtakt werden Produkte und Dienste an verschiedensten Stellen der Welt fertiggestellt. „Just in Time" – das sind heute die über 300 „Mega-Schiffe", die auf den vorgegebenen See-Schifffahrts-Straßen der Ozeane wie auf Autobahnen hin- und herfahren. Im Juni 2019 wurden 225 000 Flugbewegungen auf der Welt pro Tag erfasst: Das ist die höchste Dichte, die bislang erreicht wurde. „One road – one belt" – diese chinesische Initiative kann auch anders verstanden werden: Bis in unser tägliches Leben hinein spannt sich ein Netz intensiver und wechselseitig abhängiger Ströme von Informationen, Waren, Gütern, Dienstleistungen und Menschen. Auf diesen Strömen reist auch die Covid-19-Pandemie, reisen auch die anderen „new emerging diseases". Sie folgen den Flugrouten, wie schon die Cholera und die Influenza im 19. Jahrhundert den Handelsrouten zu Wasser und zu Land folgten. Wir sorgen also selbst für die Ausbreitung von Krankheiten: Durch unseren Handel und Wandel schaffen wir die Wege, auf denen sich die Seuchen ausbreiten! Das bedeutet: Hier können wir etwas tun, um die Verbreitung zu beeinflussen. Im Blick ist dabei zu behalten, dass es sich bei der aktuellen Gefährdung durch „new emerging diseases" um Krankheitserreger handelt, die zum weitaus größten Teil aus dem Zusammenleben von Mensch und Tier und unserer Art des Wirtschaftens entstehen (vgl. Kapitel 5, 7). Das wiederum bedeutet: Wir verbreiten die Krankheiten nicht nur selbst, sondern wir produzieren sie auch noch selbst. Auch hier können wir etwas tun.

Wenn also unsere Kultur des Austauschs und Art des sozialen Lebens unmittelbar mit dem Seuchengeschehen zusammenhängen, können wir uns dann nicht einfach ändern, uns dauerhaft isolieren, zurückkehren zum autochthonen Wirtschaften? Die aktuellen und vergangenen Pandemien machen deutlich, dass dies nicht gelingen wird. Wir sind als soziale Wesen auf der Mikroebene des Individuums und auf der Makroebene der Gesellschaft auf Kommunikation, Kontakt und offene Wege in die ganze Welt angewiesen, wie das Hirn auf ständige Blutzufuhr angewiesen ist – auch wenn es verletzt ist. Hier sei ein medizinischer Vergleich erlaubt: Der Hirnchirurg muss eine Blutung ins Hirn unterbinden, gleichzeitig muss er die Blutzufuhr ins Hirn aufrechterhalten, sonst stirbt erst das Hirn und dann der Mensch. In ähnlicher Weise sollte – das zeigen die historischen Ereignisse – Gesundheit national wie international vorausgreifend gesichert werden, um weltweite Austauschprozesse auf allen Ebenen aufrechtzuerhalten. Um eine lückenlose weltweite vorausgreifende Gesundheitssicherung aufzubauen, stehen uns mit der modernen Datenverarbeitung auch entsprechende kommunikative Mittel zur Verfügung. Diese sollten wir ebenso nutzen, wie die ersten Seuchenstatistiker epidemiologische Daten erhoben und zur Gesundheitssicherung genutzt haben.

In einer Pandemie breitet sich ein Krankheitserreger ubiquitär über die ganze Welt aus. Daher der Name – pandemios bedeutet im Altgriechischen „das ganze Volk betreffend". Das heißt, dass der Plan, einen Erreger aufzuhalten, weltumspannend sein muss. Es muss von den Orten, wo der Erreger heimisch ist oder erst entsteht, bis an die periphersten Orte der Erde ein lückenloses Netz an Schutz entstehen.

Kontrolle der biologischen Grundlagen neuer Seuchen am Ort ihrer Entstehung

SARS-CoV-2 und Covid-19 lenken die Aufmerksamkeit auf Sachverhalte, die schon längst bekannt sind, aber unter dem Eindruck der Krise neu wahrgenommen werden. Viele der neuen Krankheitserreger stammen aus dem Zusammenleben von Mensch und Tier. Armut, soziale Ungleichheit, schlechte Wohnverhältnisse, Mangelernährung und mangelhafte Hygiene begünstigen die Entstehung von Seuchen. Das gemeinsame Aufziehen von Tieren unterschiedlicher Gattung für den Markt, der Transport und die großen Markthallen mit vielen verschiedenartigen lebendigen Tieren und vielen Menschen auf engstem Raum fördern neue Varianten von Krankheitserregern. Dies alles zu verhindern, ist eine nationale und eine internationale Aufgabe, die viel Kraft und viel Zeit benötigt und die vielleicht zunächst eine Utopie bleibt. Bis entsprechende hygienische Verhältnisse und Verhaltensweisen im Alltag lebenswirksam werden, wird es Generationen dauern. Das haben die rückblickend erfolgreichen Gesundheits- und Fürsorge-programme im späten 19. und frühen 20. Jahrhundert in Europa gezeigt. Ihnen haben wir unsere im internationalen Vergleich gu-ten Lebensverhältnisse zu verdanken. Die aus mitteleuropäischer Sicht pittoresken Märkte in Asien oder Afrika werden sich ändern müssen. Auch die weltweite Bevölkerungs- und Agrarpolitik sollte sich an der Frage orientieren, wie sie die Gesundheit verbessern kann. Das Gleiche gilt für die Wirtschafts- und Umweltpolitik. Kurzum: Gesundheit ist ein sämtliche Bereiche der Gesellschaft durchdringender Wert. Dieser Wert muss in allen Politikbereichen wahrgenommen und werden. Davon sind wir bislang weit entfernt.

Internationale Kontrolle von Krankheitserregern und Epidemien

In einem lückenlosen Netzwerk haben internationale Organi-sationen eine besonders wichtige Aufgabe. Denn es wird nicht zu verhindern sein, dass Krankheitserreger entstehen, die das Potenzial haben, Epi- und Pandemien hervorzurufen. Um ihre fatale Ausbreitung zu verhindern, bedarf es internationaler Gesundheitsorganisationen wie der WHO. Sie hat Lehren aus vielen Seuchenzügen gezogen und verschiedenste Maßregeln auf unterschiedlichsten Ebenen vorgeschlagen:[103]

Kontrolle an der Quelle unterschiedlicher Krankheitserreger
– Verbesserung der Veterinärdienste, Notfallpläne und Kon-trollkampagnen, einschließlich Kontrolle von Wirts- und Zwischenwirtstieren, Impfung und Entschädigung betroffener Vieh- und Landwirte.

- Unterstützung der Länder bei der Bekämpfung von „emerging infectious diseases" in Tierpopulationen.

Überwachung
- Stärkung der Früherkennungs- und Schnellreaktionssysteme für „emerging infectious diseases" bei Tieren und Menschen.
- Aufbau und Stärkung der Laborkapazität.

Schnelle Eindämmung
- Unterstützung und Schulung für die Untersuchung von Fällen und Clustern bei Tieren und Menschen sowie für die Planung und Erprobung von Aktivitäten zur raschen Eindämmung.

Pandemie-Bereitschaft
- Erstellung und Erprobung nationaler Pläne zur Vorbereitung auf Pandemien, Durchführung einer globalen Pandemie-Reaktion, Stärkung der Kapazität von Gesundheitssystemen, Schulung von Klinikern und Gesundheitsmanagern.

Integrierte Länderpläne
- Entwicklung integrierter nationaler Pläne für alle Sektoren, um die Grundlage für eine koordinierte technische und finanzielle Unterstützung zu schaffen.

Kommunikation
- Um all das zu unterstützen, ist eine sachliche und transparente Kommunikation, insbesondere eine Risikokommunikation, von entscheidender Bedeutung.

Die WHO ist weitgehend als Beraterin tätig. Es ist hier anzuregen, die Möglichkeiten und Eingriffsmittel der WHO erheblich auszuweiten – und zwar keineswegs nur mit Blick auf die ärmeren Länder, sondern durchaus in dem Sinne, dass auf globaler Ebene eine Struktur aufgebaut wird, um Pandemien frühzeitig erkennen und über reine Warnungen hinaus erste Maßnahmen einleiten zu können. Bedeutsam sind, wie mehrfach betont, die Ausbreitungswege und damit der internationale Flugverkehr. Auf internationaler Ebene fehlen Administrationen, die pandemische Ausbreitung bereits auf den internationalen Flug- und Schifffahrts-routen zu unterbrechen. Analog zum Entstehen internationaler Gesundheitseinrichtungen an den internationalen Schifffahrts-wegen im 19. und frühen 20. Jahrhundert (Kapitel 4) müssen folglich an den großen internationalen Flughäfen, mindestens an den Luftfahrt-Drehkreuzen, entsprechende Früherkennungs- und Isolations-Infrastrukturen aufgebaut werden. Deren Aufgabe ist, im Falle drohender internationaler Seuchen die pandemische Ausbreitung zu verhindern oder zumindest einzugrenzen. Schnell-tests, gegebenenfalls Impfseren und die nötige personelle und sachliche Infrastruktur sind vorzuhalten. Dies ist eine Aufgabe der internationalen Gesundheitspolitik.

Nationale Vorgaben und Grundsatzentscheidungen in Vorberei-tung auf eine Epidemie

In Deutschland haben sich seit dem 19. Jahrhundert die unter-schiedlichen Entscheidungsebenen vom Bund über die Länder bis hin zu den Kreisen und Städten bei der Bekämpfung von Seuchen etabliert und meist mehr als weniger bewährt. National können die klassischen Instrumente einer systematischen und kontinuierlichen Überwachung (Surveillance) von gefährlichen Infektionskrankheiten sowie dauernde und verlässliche Abwehr-maßnahmen (Maintenance) eingesetzt werden, um eine Seuche einzugrenzen (Containment).

Eine politische Frage ist, wie weit Grundrechtseingriffe gehen dürfen und ob das Verdächtigen und Verdächtigtwerden allein schon dazu qualifiziert, unter die entsprechende Gesetzgebung zu fallen. Das Bundesseuchengesetz hat in den 1960er Jahren diese Figur der Verdächtigung und des Verdächtigen politisch eingeführt. Im Leben der Menschen hat diese Figur schon vorher eine Rolle gespielt. Fehlverhalten wurde schon beim Verdacht auf eine Infektion denunziert und sanktioniert. Während der Cholerapandemien wurden Krankheitsverdächtige erschlagen, wie Heinrich-Heine aus Paris berichtete. Während der Corona-Pandemie berichtete „Spiegel-Online" von Kneipenschlägereien und Angriffen auf Menschen, die in der Öffentlichkeit husteten.[104] Gegen die Gewalt gegen Verdächtige und Betroffene helfen nur Aufklärung, Hilfe und Schutz. Gegen Gesetze, die den Verdacht erwecken, dass der Staat Freiheitsrechte bedroht und einschränken will, helfen politische Initiativen, Wahlen und Beteiligung am Diskurs. Dem Zugriff des Zentralstaats auf die Rechte der Bürgerinnen und Bürger sind in Deutschland unter anderem durch den Föderalismus Grenzen gesetzt. Doch nicht nur staatspolitisch, sondern auch gesundheitspolitisch scheint der deutsche Föderalismus mit seinen vielfältigen Handlungsebenen und -möglichkeiten zu funktionieren. Das zeigt bis jetzt auch das aktuelle Beispiel der Covid-19-Pandemie (Kapitel 4, 6). Der Föderalismus ist sehr wohl geeignet, problem- und ortsnah flexibel und rasch einzugreifen.

Für die Frage, wie weiter mit der aktuellen und kommenden Pandemien umgegangen werden kann, liegen aufschlussreiche Materialien vor, die aus Gutachten, aus Arbeitsgruppen oder Evaluationen von Epidemien hervorgegangen sind. Das „Deutsche Ärzteblatt" etwa veröffentlichte schon 2010 die Ergebnisse einer Arbeitsgruppe zum Umgang mit der A/H1N1-Influenza von 2009/2010 als „kritischen Rückblick mit wegweisender

Vorausschau":[105] Im Mittelpunkt der kontroversen Diskussion standen Impfstoffe und Impflogistik, die öffentlichen Gesundheitsstrukturen, das teils als positiv, teils als negativ empfundene Spannungsfeld zwischen Bund und Ländern und generell die Frage der Kommunikation gegenüber der Öffentlichkeit. Das RKI veröffentlichte eine Nachschau zu derselben Pandemie. Resümee ist, dass es in Deutschland zu einem im Vergleich zu Europa verhältnismäßig günstigen Verlauf der damaligen Influenzawelle kam, sodass im Nachhinein auf einige Maßnahmen hätte verzichtet werden können: „Die Situation war jedoch zu den Zeitpunkten der jeweiligen Beratungen und Entscheidungen nicht so offenkundig, wie dies rückwirkend erscheinen mag (…)."[106] In einer ähnlichen, wenig offenkundigen Situation befinden wir uns auch heute. Erst nach der Pandemie wird man sagen können, welche Maßnahmen richtig und welche überzogen waren.

Bemerkenswert ist die Risikoanalyse des Bevölkerungsschutzes „Pandemie durch Virus Modi-SARS", die am 10. Dezember 2012 als Drucksache 17/12051 des Deutschen Bundestages veröffentlicht wurde. Vorbild war die SARS-Pandemie von 2002/2003 und hier die Erfahrung, dass der SARS-Erreger „sehr unterschiedliche Gesundheitssysteme schnell an ihre Grenzen gebracht hat".[107] Aufgrund von SARS-CoV und anderer durch neue Erreger hervorgerufenen Epidemien wurde hier ein Szenario für Deutschland entwickelt. Dieses Szenario beschreibt ziemlich genau, was sich im Februar 2020 in Deutschland abzuzeichnen schien – allerdings jedenfalls bis heute nicht eingetreten ist und hoffentlich auch nicht eintreten wird: Es wird mit insgesamt sechs Millionen Erkrankten aus drei Epidemiewellen gerechnet. Daraus resultiert ein Zusammenbruch des Gesundheitswesens. In der Analyse werden Krankenstand, medizinische Infrastruktur, Arzneimittel, Medizinprodukte, Schutzausrüstungen, Desinfektionsmittel bis hin zum Massenanfall von Leichen samt deren Infektiosität angesprochen. Allerdings wurden keine Schlussfolgerungen aus diesem Horrorszenario gezogen. Auch zur Erklärung und Kommunikation aktuellen staatlichen Handelns wurde dieses Dokument nicht genutzt. Vielleicht hätte vor dem Hintergrund der Kenntnisnahme eines solchen Dokuments heutzutage der bloße Appell an Selbst- und Fremdschutz ebenso gut gewirkt wie politische Verordnungen und strafbewährte Kontaktbeschränkungen.

Dieses „vielleicht" allein zwingt dazu, dass die durch SARS-CoV-2 ausgelöste Pandemie und Covid-19 nach dem Abklingen sowohl international als auch national umfassend und gründlich evaluiert werden. Es ist in der Tat mehr als verwunderlich, dass nach jeder Pandemie in den verschiedensten Gremien gründliche Analysen durchgeführt oder vorausgreifende Szenarien entworfen werden – und danach wenig bis nichts geschieht, die nächste Pandemie im Vorhinein zu verhindern oder zu beenden. Zu den Evaluationen gehört auch die Prioritätensetzung in der Politik, im Krankenhausbereich und in der Forschung, um die sich viele aktuelle Debatten ranken. Es sind entsprechende Schlussfolgerungen zu ziehen und vorsorgende Maßnahmen abzuleiten, zu unterhalten und ständig zu überprüfen. Dies betrifft das Gesundheitswesen in materieller und personeller Hinsicht, dies betrifft die zugeordneten Versorgungs- und Fertigungsstrukturen, die auf entsprechende Notfälle eingestellt werden müssen. Das wird alles sehr aufwendig und sehr teuer! Aber die Hamburger Bürger etwa haben aus der Choleraepidemie von 1892 gelernt, dass es sich sehr wohl gelohnt hätte, 25 Millionen Mark in eine gute Wasserversorgung zu investieren, anstatt später einen über 400 Millionen Mark schweren Wirtschaftsschaden hinnehmen zu müssen.[108] Solche Berechnungen von damals sind auch heute (selbstredend vor dem Hintergrund anderer Zahlen) von höchster Relevanz, denn wir könnten lernen, dass es sich sehr wohl lohnt, eine gute Epidemieprävention vorzuhalten, wenn die aktuell bereitgestellten Milliarden und Billionen dagegengestellt werden, die jetzt nötig sind, um das wirtschaftliche Leben nach der Pandemie wieder aufzubauen.

Eben an dieser Stelle hat Covid-19 auch etwas Gutes an den Tag gebracht: Trotz allen Streites, trotz aller Nickligkeiten, trotz durchsichtiger Eitelkeiten und medialer Vorteilsnahmen ist überall eine sachgerechte Kooperation über alle Ebenen und über alle beteiligten Disziplinen hinweg zu beobachten. Dies erinnert an eine weitere Eigenheit der deutschen Gesundheitsgeschichte: Die entscheidenden Träger, die die Hygiene- und Assanierungsbewegung im Alltag der Menschen habenWirklichkeit werden lassen, waren (kommunale) Vereine (Vgl. Kapitel 4). Der Niederrheinische Verein für Öffentliche Gesundheitspflege zum Beispiel, Vorbild für den Deutschen Verein für öffentliche Gesundheitspflege, oder die späteren Vereine für Gesundheitsfürsorge und/oder das Krankenhauswesen brachten Wissenschaftler, Techniker, Politiker und Verwalter zusammen, die sich gemeinsam darum bemühten, sowohl generelle Regeln für Krankheitsprävention und Seuchenbekämpfung aufzustellen als auch lokale Eigenheiten dabei zu berücksichtigen und regional zu gestalten – und zwar nicht nur für den Fall von drohenden Seuchen, sondern auf Dauer. Wir sehen viele dieser Ansätze auch jetzt – etwa in der Kooperation des Kreises Heinsberg mit der Universität Bonn, dies zugleich in Kooperation mit dem Land NRW. Dieser Impetus sollte unbedingt gewahrt werden, um die sicher folgenden Analysen und Vorschläge nicht im Sand neuer und alter Probleme verrinnen zu lassen.

Maßgeblich sind unsere Werte und unsere Entscheidungen

Was, so war unsere anfängliche Frage, unterscheidet Covid-19 von den vielen anderen Epidemien, die vorher über uns hinweggezogen sind? Biologisch war es der explosive Anstieg einer durchaus gefährlichen Infektion. Jede Vorkehrung auch im bestens ausgestatteten Gesundheitswesen wäre von der Überzahl Kranker und Schwerstkranker an die Grenzen gebracht worden. Wir haben das beobachten können. Der maßgebliche Unterschied liegt aber in unseren Werten, die heute anders zu wirken scheinen als noch vor 50 Jahren. Denn gesellschaftlich gibt es eine bis dato einmalige Entscheidung – keineswegs nur in Deutschland, sondern auch in vielen anderen Ländern: Es soll sich um jedes einzelne Leben gesorgt werden. „Vom guten Recht zu überleben. Bei einer Epidemie jeden Einzelnen retten zu wollen – das hat es noch nie in der Geschichte gegeben. Die Moderne erfindet sich gerade neu", so betitelt Elisabeth von Thadden (geb. 1961) einen Artikel in der „Zeit".[109]

Nicht nur Deutschland, sondern viele andere Länder zeigen sich gewillt, nicht hinzunehmen, wenn viele Menschen von der Öffentlichkeit unbeachtet erkranken oder sterben – wie dies etwa bei der Influenza-Epidemie 1959 der Fall war, bei der im Nachhinein nahezu beiläufig festgestellt wurde, dass fast 30 000 Menschen gestorben waren: vielleicht im damals noch präsenten Erinnern an den Krieg keine allzu hohe Zahl. Heutzutage besteht eine stille Übereinkunft, dass jedes Leben, ob jung oder alt, ob gesund oder krank, gerettet werden soll – koste es, was es wolle. Die Wirtschaft steht an zweiter Stelle. Die Triage wird in Deutschland vorerst zum Glück wohl eine akademische Frage bleiben. Das alles ist erfreulich.

Die monströsen wirtschaftlichen Belastungen aus 2020 werden allerdings noch lange spürbar sein. Von den weltweiten Auswirkungen in armen Ländern der Welt haben wir gar nicht gesprochen. Es ist nicht sicher, dass Ressourcen, die in Deutschland und anderswo in historisch nie dagewesener Weise jetzt so bereitwillig zur Verfügung gestellt werden, auch bei einer nächsten Pandemie noch in gleichem Maße vorhanden sein werden. Was ist, wenn sie der nächsten Pandemiekohorte fehlen? Überhaupt gilt es hier, die durchaus hohen Kosten einer wirkungsvollen Prävention den gigantischen Kosten gegenüberzustellen, die entstehen, wenn nicht vorgesorgt wurde.

Daher muss ein Grundkonsens über die Strategie der künftigen Seuchenabwehr erarbeitet werden, will man nicht bei der nächsten Pandemie wieder getrieben von Ereignissen und Expertenräten von Unwissenheit zu Unwissenheit taumeln.

Eine Kernfrage auf nationaler Ebene lautet dabei auch, ob die Abwehr möglichst offen und liberal ohne Freiheitsbegrenzungen erfolgen soll, oder ob Kontakte weitgehend unterbunden werden sollen. Würden sich die Bürgerinnen und Bürger vorab auf einen Pandemieplan einigen, wäre die Kernfrage nicht mehr akut und im Krisenfall zu entscheiden sein. Vielmehr könnten besonnen Szenarien entwickelt werden. Die Folge wäre auf der einen Seite ein Vertrauen in die Verhältnismäßigkeit staatlichen Handelns und auf der anderen Seite ein Vertrauen in das situationsgerechte Verhalten der Bürgerinnen und Bürger.

Wenn eine Gemeinschaft mit einer Epidemie fertig werden muss, sind die Einstellung und das Verhalten der Bevölkerung essenziell: Ohne ein Grundvertrauen in die Werte einer Gesellschaft, ein Vertrauen in das Funktionieren des Staates, in die öffentliche Ordnung und das Verhalten der verantwortlichen Politiker, Verwalter und deren Berater, ein Vertrauen auch in das angemessene Verhalten der Mitmenschen können größere und längere Seuchenzeiten nicht oder nur mit Gewalt bekämpft werden. Wir wollen nicht bei den alten Vorstellungen und Methoden der Seuchenbekämpfung verharren, das heißt, auf Basis des Verdachts einsperren, kontrollieren und isolieren – zu hohen wirtschaftlichen, persönlichen und gesellschaftlichen Kosten. Deswegen sollten wir die neuesten Methoden der Datenverarbeitung in den Dienst der Seuchenabwehr stellen, sodass individuell, zeitlich begrenzt und zum Wohl der Erkrankten gehandelt werden kann. Einzelne Kranke und ihre Kontakte könnten identifiziert und gezielt angehalten werden, um die Ansteckung anderer zu verhindern. Abzuwägen ist also der jeweilige – und zwar in beiden Fällen gegebene – Eingriff in Grund- und Bürgerrechte. Diese Alternativen müssen gründlich diskutiert werden und sollten zu allgemein akzeptierten Ergebnissen führen. Und diese müssen wiederum in entsprechende Vorsorgemaßnahmen münden.

Unsere Meinung ist: In Zeiten einer weltweiten Datenverfügbarkeit und einer weltweiten Gesundheitssicherung müssen die gegebenen technischen Möglichkeiten auch in Deutschland genutzt werden, gerade um Kommunikation und Austausch für möglichst weite Kreise der Gesellschaft aufrechterhalten zu können. Dazu gehören das Erfassen und Nachhalten der Getesteten, ihres Symptomstatus, der Zahl der hospitalisierten Patienten, der Zahl der intensivmedizinisch versorgten Patienten, der Zahl der Verstorbenen und aller anderen epidemiologischen Daten, die helfen, Ausmaß und Ausbreitungsgeschwindigkeit einer Pandemie beurteilen zu können. Dazu können auch Daten zum Alter der Betroffenen oder zu räumlichen Bewegungen gehören. Das aber setzt Vertrauen und eine gute vorbestehende Infrastruktur voraus. Testmittel, gegebenenfalls Therapeutika und Impfseren, Hilfsmittel wie Masken und Schutzkleidung, Screening-Verfahren, Krankenhausbetten müssen vorgehalten, das nötige Personal ausgebildet werden. Diejenigen, die ihre Daten preisgeben, müssen sichergehen können, dass die Erkrankung einen Krankheitsgewinn, nämlich Fürsorge und Hilfe mit sich bringt und nicht Stigmatisierung und Strafe. Wenn höchst private Daten wie der Infektionsstatus zumindest für einen absehbaren Zeitraum auf diese Weise für epidemiologische „Surveillance" freigegeben werden und Informationen über die eigene Gesundheit und das Verhalten auf diese Weise öffentlich werden, kann dies nur unter der Maßgabe erfolgen, dass die Datenmengen so reduziert wie nötig und ihre Qualität so anonymisiert wie möglich genutzt und nach dem Ende der Krise sicher und vollständig wieder gelöscht werden. Das gilt übrigens auch für alle anderen Sondergesetze und Sondermaßnahmen im Rahmen einer Epidemie, die immer in individuelle Rechte eingreifen – sie dürfen nur befristet gelten.

Was zu tun ist – kurzgefasst

Handel, Wandel, Kontakte, Kommunikation sind das Lebenselixier von Gemeinschaft und Gesellschaft. Die „emerging diseases" überfallen die Welt seit Jahrzehnten – und sie werden sicherlich auch in Zukunft immer wieder auftreten.

Wir betreiben bis heute eine rein reaktive Gefahrenabwehr. Historisch gesehen befinden wir uns damit auf dem Niveau der Handelsstädte und der Territorialstaaten der frühen Neuzeit. In der globalen Datenwelt des 21. Jahrhunderts gilt es, epidemische Krankheitsbedrohungen im Keim zu ersticken und jede Pandemie zu verhindern. Und das unter der Maßgabe, größtmögliche Freizügigkeit, Handel und kulturellen Austausch im Vorhinein und stetig aufrechtzuerhalten.

Aus Sicht einer „pragmatischen Medizingeschichte" ergeben sich für uns daraus folgende Denkvorschläge und Aufmerksamkeitshorizonte, mit denen sich näher zu beschäftigen lohnen würde:

- Gefährliche Krankheitserreger und frühe Infektionskrankheiten müssen bereits am Ort ihres Entstehens verhindert und systematisch eingegrenzt werden.
- Die internationale Surveillance muss zu einer internationalen Maintenance- und Containment-Strategie an den internationalen Verkehrsknotenpunkten ausgebaut werden.

- Wissenschaft und Forschung müssen weltweit barriere- und vorurteilsfrei vernetzt sein.
- In Deutschland müssen nach Abklingen von Covid-19 die verschiedenen Arten, mit der Pandemie umzugehen, systematisch analysiert, entsprechende Maßnahmen auf den unterschiedlichen Ebenen der Seuchenabwehr eingerichtet und auf Dauer vorgehalten werden.
- Unsere Abwehrmaßnahmen sollten auch in unserem Land die weltweiten elektronischen Möglichkeiten und Standards nutzen.

Entscheidend sind unsere Werte: Wir haben uns entschieden, jeden Einzelnen zu retten. Handeln wir danach.

Anmerkungen

1 https://influenza.rki.de/Wochenberichte/2019_2020/2020-15.pdf
  (Stand 20.04.2020).
2 https://coronavirus.jhu.edu/map.html (Stand 16.03.2020). Die für den 16.3.
  später im offiziellen RKI-Situationsbericht registrierten Zahlen unterscheiden
  sich leicht: 6012 Infizierte, 13 Tote: https://www.rki.de/DE/Content/
  InfAZ/N/Neuartiges_Coronavirus/Situationsberichte/2020-03-16-de.pdf?__
  blob=publicationFile (Stand 20.04.2020).
3 „Seuche", in: Pfeifer, Wolfgang et al.: Etymologisches Wörterbuch des
  Deutschen. Berlin: Akademie-Verlag 1993; digitalisierte und von Wolfgang
  Pfeifer überarbeitete Version im Digitalen Wörterbuch der deutschen Sprache,
  https://www.dwds.de/ (Stand 09.04.2020).
4 Basis der nachfolgenden Aussagen sind die gesammelten Informationen des
  RKI zum 10. April und damit zu Ostern 2020. Informationen nach
  https://www.rki.de/DE/Content/InfAZ/N/Neuartiges_Coronavirus/Steckbrief.
  html#doc13776792bodyText1 (Stand: 10.04.20).
5 https://www.rki.de/DE/Content/Infekt/EpidBull/Archiv/2006/
  Ausgabenlinks/50_06.pdf?__blob=publicationFile (Stand 19.04.20).
6 https://www.doccheck.com/de/detail/articles/26271-covid-19-beatmung-und-
  dann (Stand 19.04.20).
7 https://influenza.rki.de/Wochenberichte/2019_2020/2020-15.pdf
  (Stand 19.04.20).
8 Diese und die nachfolgenden Ziffern sind den Grundlagen für die
  Risikoeinschätzung des RKI zu entnehmen: vgl. z.B. https://www.rki.de/DE/
  Content/InfAZ/N/Neuartiges_Coronavirus/Steckbrief.html (Stand 19.04.20).
  Mit den getroffenen Maßnahmen der Kontaktbeschränkung lag die effektive
  Reproduktionszahl um den 20.04.2020 bei ca 0,7.
9 Gross, Rudolf: AIDS – Die neuesten Zahlen in der Bundesrepublik
  Deutschland. Deutsches Ärzteblatt 81(27) 1984, S. A-2100.
10 Rölke, Heinz-Walter: Die „Männerliebe" hat Tradition. Deutsches
  Ärzteblatt 81(27) 1984, S. A-2085; Rölke, Heinz-Walter: Die „Männerliebe" hat
  Tradition: Schlußwort des Autors. Deutsches Ärzteblatt 81(49) 1984, S. A-3628.
11 Anon.: Wie ein Wildschwein. Der Spiegel, 25.05.1987, S. 143.
12 https://www.rki.de/DE/Content/Infekt/EpidBull/Archiv/2019/
  Ausgaben/46_19.pdf?__blob=publicationFile (Stand 19.04.20).
13 https://www.rki.de/DE/Content/Service/Presse/
  Pressemitteilungen/2019/14_2019.html (Stand 19.04.20).

http://euromomo.eu/outputs/zscore_country_total.html (Stand 19.04.20).

14 https://www.rki.de/DE/Content/Infekt/Antibiotikaresistenz/Grundwissen/
    BGBL_61_09_Brunkhorst.pdf?_blob=publicationFile (Stand 19.04.20).

15 https://www.aerzteblatt.de/archiv/175205/Fallzahlen-und-Sterblichkeitsraten-
    von-Sepsis-Patienten-im-Krankenhaus (Stand 19.04.20).

16 https://de.statista.com/statistik/daten/studie/172573/umfrage/krebstote-in-
    deutschland/ (Stand 14.04.2020).

17 Taylor, Steven: The psychology of pandemics. Preparing for the next global
    outbreak of infectious disease. Cambridge: Cambridge Scholars Publishing
    2019; Honigsbaum, Mark: The pandemic century. One hundred years of
    panic, hysteria, and hubris. London: Hurst 2018.

18 Marx, Karl/Engels, Friedrich: Kommunistisches Manifest (1848); zit. nach:
    Marx, Karl/Engels, Friedrich: Werke (MEW in 43 Bd), Bd. 4: Mai 1846 – März
    1848. Berlin/Ost: Dietz 1959, hier S. 466.

19 Vgl. Heine, Heinrich: Französische Zustände (1832), zit. nach: Heinrich
    Heine. Sämtliche Schriften in zwölf Bänden, hrsg. von Klaus Briegleb, Bd. 5:
    Schriften 1831–1837 (Ullstein-Werkausgabe). München: Ullstein 1981,
    S. 89–279, hier S. 168–180.

20 Oesterlen, Friedrich: Handbuch der medicinischen Statistik. Tübingen: Laupp
    1865, S. 750.

21 Vgl. aus der Sicht der historischen Epidemiologie hierzu ausführlich Vögele,
    Jörg: The Urban Mortality Change in England and Germany, 1870–1913.
    Liverpool: Liverpool University Press 1998; Vögele, Jörg: Sozialgeschichte
    städtischer Gesundheitsverhältnisse während der Urbanisierung. Berlin:
    Duncker u. Humblot 2001.

22 Imhof, Kurt: Die seismografische Qualität der Öffentlichkeit. In: Bonfadelli,
    Heinz/Imhof, Kurt/Blum, Roger/Jarren, Ottfried (Hrsg.): Seismographische
    Funktion von Öffentlichkeit im Wandel. Wiesbaden: VS Verlag für
    Sozialwissenschaften 2008, S. 17–56, S. 38. Eisenegger, Mark: Zur Logik
    medialer Seismographie. Der Nachrichtenwertansatz auf dem Prüfstand.
    In: Bonfadelli, Heinz/Imhof, Kurt/Blum, Roger/Jarren, Ottfried (Hrsg.):
    Seismographische Funktion von Öffentlichkeit im Wandel. Wiesbaden: VS
    Verlag für Sozialwissenschaften 2008, S. 146–169, S. 148.

23 Jäckel, Michael: Medienwirkungen. 4. überarb. Aufl. Wiesbaden: VS Verlag
    für Sozialwissenschaften 2008, S. 202; Görgen, Arno/Fangerau, Heiner:
    Mediale Konjunkturen von Kinderschutzdebatten in der Bundesrepublik
    Deutschland – Rekonstruktion der Entstehung einer Kultur des Hinsehens
    und der Achtsamkeit. In: Fangerau, Heiner/Bagattini, Alexander/Fegert,
    Jörg M./Tippelt, Rudolf/Viehöfer, Willy/Ziegenhain, Ute (Hrsg.): Präventive
    Strategien zur Verhinderung sexuellen Missbrauchs in pädagogischen

Einrichtungen: Kindeswohl als kollektives Orientierungsmuster? Weinheim: Beltz Juventa 2017, S. 16–62.

24 Vgl. zu diesem Phänomen systematisch: Cochrane, Archibald L.: Effectiveness and Efficiency. Random Reflections on Health Services. London: Nuffield Prov. Hospital Trust 1973; Lilienfeld, Abraham M./Lilienfeld, David E.: Foundations of epidemiology. New York u.a.: Oxford Univ. Press 1980; Lilienfeld, Abraham M. (Hrsg.): Times, places, and persons. Aspects of the history of epidemiology. A Conference on the History of Epidemiology … May 5, 1978 (Bulletin of the history of medicine. The Henry E. Sigerist supplements, new series, 4). Baltimore u.a.: Johns Hopkins Univ. Press 1980.

25 WHO – Information Fact Sheet No 178, Revised September 1998: Reducing Mortality From Major Killers of Children; Bryce, Jennifer/Boschi-Pinto, Cynthia/Shibuya, Kenji/Black, Robert E. /WHO Child Epidemiology Reference Group: WHO estimates of the causes of death in children. Lancet 365, 2005, S. 1147–1152.

26 "Malaria is alive and well and killing more than 3000 African children every day": Vgl. http://www.who.int/mediacentre/releases/2003/pr33/en/ (Stand 14.04.2020).

27 https://www.who.int/news-room/feature-stories/detail/world-malaria-report-2019 (Stand 20.04.2020).

28 Vogt, Paul Robert: COVID-19 – eine schonungslose Zwischenbilanz. https://www.theeuropean.de/paul-robert-vogt/coronakrise-falsche-politik-hat-die-pandemie-nach-europa-gebracht/ (Stand 20.04.2020).

29 Siehe u.a. Gradmann, Christoph: Unsichtbare Feinde. Bakteriologie und politische Sprache im deutschen Kaiserreich. In: Sarasin, Philipp (Hrsg): Bakteriologie und Moderne. Studien zur Biopolitik des Unsichtbaren 1870–1920. Frankfurt/M: Suhrkamp 2007; Moll, Friedrich/Görgen, Arno/Krischel, Matthis/Fangerau, Heiner: Das Bild der Tuberkulose im Film „Robert Koch – Bekämpfer des Todes". Urologe 50, 2011, S. 1441–1448.

30 Voigtländer, Nico/Voth, Hans-Joachim: The Three Horsemen of Riches: Plague, War, and Urbanization in Early Modern Europe. Review of Economic Studies 80, 2013, S. 774–811.

31 Friedell, Egon: Kulturgeschichte der Neuzeit. Die Krisis der europäischen Seele von der Schwarzen Pest bis zum Weltkrieg. Bd.1: Einleitung, Renaissance und Reformation. München: Beck 1927. Bewegende Augenzeugenberichte bei Bergdolt, Klaus (Hrsg.): Die Pest 1348 in Italien: fünfzig zeitgenössische Quellen. Heidelberg: Manutius 1989.

32 Dross, Fritz: Seuchen in der frühneuzeitlichen Stadt. In: Greiter, Susanne/Zengerle, Christine (Hrsg.): Ingolstadt in Bewegung. Grenzgänge am Beginn der Reformation. Göttingen: Optimus 2015, S. 303–324.

33 Haensch, Stephanie/Bianucci, Raffaella/Signoli, Michel/Minoarisoa, Rajerison: Distinct clones of Yersinia pestis caused the Black Death. PLoS Pathog 6, 2010, e1001134; Schuenemann, Verena J. et al.: Targeted enrichment of ancient pathogens yielding the pPCP1 plasmid of Yersinia pestis from victims of the Black Death. Proc Natl Acad Sci USA 108, 2011, S. E746–752.

34 Krischel, Matthis: Potentiale und Kritik an der retrospektiven Diagnose in der Medizingeschichte. NTM Zeitschrift für Geschichte der Wissenschaften, Technik und Medizin 27(2), 2019, S. 193–199; siehe auch Leven, Karl-Heinz: Krankheiten – Historische Deutung versus retrospektive Diagnose: In: Paul, Nobert/Schlich, Thomas (Hrsg.): Medizingeschichte. Aufgaben, Probleme, Perspektiven. Frankfurt/M.: Campus 1998, S. 154–186; Leven, Karl-Heinz: Von Ratten und Menschen – Pest, Geschichte und das Problem der retrospektiven Diagnose. In: Meier, Mischa (Hrsg.): Pest. Die Geschichte eines Menschheitstraumas. Stuttgart: Klett-Cotta 2005, S. 11–32; auf der Horst, Christoph: Historisch-kritische Pathographien und Historizität: Eine kritische Auswertung der Heine-Pathographien am Beispiel der Syphilisdiagnosen Heinrich Heines. In: Labisch, Alfons/Paul, Norbert (Hrsg.): Historizität: Erfahrung und Handeln in Geschichte, Medizin, Naturwissenschaften und Technik. Stuttgart: Steiner 2004, S. 121–151.

35 Acuna-Soto, Rodolfo/Stahle, David W./Cleaveland, Malcolm K./Therrell, Matthew D.: Megadrought and Megadeath in 16th Century Mexico. Emerging Infectious Diseases 8(4), 2002, S. 360–362.

36 Crosby, Alfred W.: The Columbian Exchange – biological and cultural consequences of 1492. Westport, Conn.: Greenwood 1972.

37 Pepperell, Caitlin S./Granka, Julie M./Alexander, David C./Behr, Marcel A.: Dispersal of Mycobacterium tuberculosis via the Canadian fur trade. Proc. National Academy of Sciences USA 108(16), 2011, S. 6526–6531.

38 Hatchett, Richard J./Mecher, Carter E./Lipsitch, Marc: Public health interventions and epidemic intensity during the 1918 influenza pandemic. PNAS 104(18), 2007, S. 7582–7587.

39 Witte, Wilfried: The plague that was not allowed to happen. German medicine and the influenza epidemic of 1918–19 in Baden. In: Phillips, Howard/Killingray, David (Hrsg.): The Spanish Influenza Pandemic 1918–19. New Perspectives (Routledge Studies in the Social History of Medicine). New York: Routledge 2003, S. 49–57.

40 Tomkins, Sandra M.: The Failure of Expertise: Public Health Policy in Britain during the 1918–19 Influenza Epidemic. Social History of Medicine 5, 1992, S. 435–454; Helvoort, Ton van: A bacteriological paradigm in influenza research in the first half of the twentieth century. History and Philosophy of the Life Sciences 15, 1993, S. 3–21.

41 Prinzing, Friedrich: Epidemics Resulting from Wars. London u.a.: Oxford University Press 1916, S. 207.

42 Anon.: In die Berge. Der Spiegel, 05.01.1970, S. 86.

43 Zur Lepra siehe u.a.: Dross, Fritz/Kinzelbach, Annemarie: „nit mehr alls sein burger, sonder alls ein frembder". Fremdheit und Aussatz in frühneuzeitlichen Reichsstädten. Medizinhistorisches Journal 46, 2011, S.1–23. Dross, Fritz: Spitalische und außerspitalische Versorgung von Leprosen im spätmittelalterlichen und frühneuzeitlichen Nürnberg. In: Vanja, Christina/Bruns, Florian/Dross, Fritz/Nolte, Karen: Geschichte der Pflege im Krankenhaus (Historia Hospitalium 30). Berlin: Lit 2017, S. 277–286. Dross, Fritz: Aussetzen und Einsperren. Zur Integration und Desintegration von Leprosen in Spätmittelalter und Früher Neuzeit: In: Görgen, Arno/Halling, Thorsten (Hrsg.): „Verortungen" des Krankenhauses. Stuttgart: Steiner 2014, S. 175–190.

44 Frank, Johann Peter: System einer vollständigen medicinischen Polizey. Mannheim, Frankfurt/M, Wien 1779–1819, S. 91.

45 Kordelas, Lambros/Grond-Ginsbach, Caspar: Kant über die „moralische Waghälsigkeit" der Pockenimpfung. Einige Fragmente der Auseinandersetzung Kants mit den ethischen Implikationen der Pockenimpfung. NTM Zeitschrift für Geschichte der Wissenschaften, Technik und Medizin 8(1), 2000, S. 22–33.

46 Imhof, Arthur E.: Lebenserwartungen in Deutschland vom 17. bis 19. Jahrhundert. Weinheim: VCH 1990.

47 Siehe u.a. Nikolow, Sybilla: Imaginäre Gemeinschaften. Statistische Bilder der Bevölkerung. In: Martina Heßler (Hrsg.): Konstruierte Sichtbarkeiten. Wissenschafts- und Technikbilder seit der Frühen Neuzeit. München: Fink 2006, S. 263–278.

48 Pettenkofer, Max von: Vorträge über Kanalisation und Abfuhr. München: Finsterlin 1876, Kap. X, S. 82.

49 Moreno, Barry: Encyclopedia of Ellis Island. Westport/CT: Greenwood 2004.

50 Leavitt, Judith Walzer: Typhoid Mary: Captive to the Public's Health. Boston: Beacon Press 1996.

51 Frevert, Ute: „Fürsorgliche Belagerung": Hygienebewegung und Arbeiterfrauen im 19. und frühen 20. Jahrhundert. Geschichte und Gesellschaft: Zeitschrift für historische Sozialwissenschaft 11(4), 1985, S. 420–446.

52 Schmidt, Ulf: Sozialhygienische Filme und Propaganda in der Weimarer Republik. In: Jazbinsek, Dietmar (Hrsg.): Gesundheitskommunikation. Wiesbaden: VS Verlag für Sozialwissenschaften 2000, S. 53–82.

53 Franken, Gabriele/Miller, Vanessa/Labisch, Alfons: The Mystery of Relapse in Malaria Research. In: Vögele, Jörg/Knöll, Stefanie/Noack, Thorsten

(Hrsg.): Epidemien und Pandemien in Historischer Perspektive. Epidemics
and Pandemics in Historical Perspective. Wiesbaden: Springer VS 2016, S.
369–382; Franken, Gabriele: Gibt es Malaria-Rückfälle durch das Plasmodium
ovale? Eine kritische Literaturanalyse. Düsseldorf: Univ. Diss. Med. 2016.

54 Dalitz, Margot Kathrin: Autochthone Malaria im mitteldeutschen Raum.
Univ. Diss. Med. Halle-Wittenberg 2005: https://sundoc.bibliothek.uni-halle.
de/diss-online/05/05H123/ (Stand 17.04.2020).

55 Ackerknecht, Erwin H.: Malaria in the Upper Mississippi Valley. 1760–1900.
Baltimore, Johns Hopkins UP 1945.

56 https://www.magazin.bayer.de/de/corona-virus-ein-wirkstoff-von-bayer-
koennte-helfen.aspx (Stand 18.04.2020).

57 Imam, Irawan/Labisch, Alfons: Species Sanitation of Malaria in the
Netherlands East Indies (1913–1942) – an example of applied medical
history? Medizinhistorisches Journal 41, 2006, S. 291–313.

58 S. hierzu das ebenso kurze wie kundige und bittere Resümee eines seiner
Protagonisten: Bruce-Chwatt, Leonard J.: Man against malaria. Conquest or
defeat (The Manson Oration, May 1979). Transactions of the Royal Society of
Tropical Medicine and Hygiene 73, 1979, S. 605–617.

59 Mayr, Anton: Eradikation und Tilgung von Seuchen / Eradication and
elimination of epidemics. Deutsches Ärzteblatt 103(46), 2006, S. A-3115 bzw.
B-2712, C-2603. Vgl. aus der Sicht der Eradikationsprogramme Aylward,
Bruce et al.: When is a disease eradicable? 100 years of lessons learned.
American Journal of Public Health 90(10), 2000, S. 1515–1520.

60 Das Schlüsselwerk ist: McNeill, William H.: The Rise of the West. Chicago:
Univ. Chicago Press 1963; zur Medizingeschichte vgl. McNeill, William H.:
Plagues and peoples. Garden City/NY: Anchor 1976, bzw. dt. Übersetzung:
Seuchen machen Geschichte. München: Pfriemer 1978. Vgl. auch McNeill,
William H.: The human condition. Princeton/NJ: Princeton Univ. Press 1980.

61 Ruffié, Jacques/Sournia, Jean-Charles: Les épidémies dans l'histoire de
l'homme. Paris: Flammarion 1984, dt. Übers.: Die Seuchen in der Geschichte
der Menschheit. Stuttgart: Klett-Cotta 1987.

62 Diamond, Jared M.: Guns, germs and steel. New York: Norton 1997; in
deutscher Übersetzung: Arm und Reich. Frankfurt/M.: Fischer 1998.

63 Steffen, Will/Crutzen, Paul J./McNeill, John R.: The Anthropocene: Are
Humans Now Overwhelming the Great Forces of Nature? Ambio 36, 2007,
S. 614–621, doi:10.1579/0044-7447(2007)36[614:TAAHNO]2.0.CO;2

64 Vgl. z.B. Biraben, Jean-Noël: Les hommes et la peste en France et dans les
pays Européens Méditerranéens. 2 Bde: La peste dans l'histoire. Les hommes
face à la peste. Paris: Mouton 1975–76.

65 Le Roy Ladurie, Emile: Un concept: l'unification microbienne du monde
(XIVe – XVIIe siècles). Schweizerische Zeitschrift für Geschichte 23, 1973,

S. 627–696; vgl. auch Grmek, Mirko D.: Les maladies à l'aube de la civilisation occidentale. Paris: Payot 1983.

66 McNeill, William H.: Plagues and peoples. Garden City/NY: Anchor 1976, chap. III.

67 Strasser, Bruno J.: Biomedicine: Meanings, assumptions, and possible futures. Report to the Swiss Science and Innovation Council (SSIC) 1/2014. Bern: Swiss Science and Innovation Council 2014.

68 Labisch, Alfons: Homo Hygienicus. Gesundheit und Medizin in der Neuzeit. Frankfurt/M.: Campus 1992.

69 Lengwiler, Martin/Madarasz, Jeannette: Das präventive Selbst: Eine Kulturgeschichte moderner Gesundheitspolitik. Bielefeld: transcript 2010.

70 Gill, Bernhard: Streitfall Natur: Weltbilder in Technik- und Umweltkonflikten. Wiesbaden: Westdeutscher Verl. 2003. http://b-gill.userweb.mwn.de/publika/habwdv.pdf

71 Die nachfolgenden Gedanken gehen auf intensive Gespräche mit Vittoria Borsò zurück, der an dieser Stelle herzlich für die vielen Diskussionen gedankt sei, die unsere Welt in anderer Sicht erscheinen ließen. Vgl. Borsò, Vittoria/Cometa, Michele (Hrsg.): Die Kunst das Leben zu »bewirtschaften«. Bíos zwischen Politik, Ökonomie und Ästhetik (unter Mitarbeit von Sieglinde Borvitz, Sainab Sandra Omar und Aurora Rodonò). Bielefeld: transcript 2013; Borsò, Vittoria (Hrsg.): Wissen und Leben – Wissen für das Leben: Herausforderungen einer affirmativen Biopolitik. Bielefeld: transcript 2014.

72 Agamben, Giorgio: Homo sacer. Die souveräne Macht und das nackte Leben. Frankfurt M: Suhrkamp 2002.

73 Foucault, Michel: Überwachen und Strafen. Die Geburt des Gefängnisses. 1. dt. Aufl. Frankfurt/M.: Suhrkamp 1977.

74 Huizinga, Johan: Homo Ludens – Versuch einer Bestimmung des Spielelementes der Kultur. Basel: Akadem. Verlagsanstalt Pantheon 1938.

75 Frommeld, Debora: Die Personenwaage – ein Beitrag zur Geschichte und Soziologie der Selbstvermessung. Bielefeld: transcript 2019.

76 Fangerau, Heiner/Martin, Michael: Blutdruck messen: Die ‚Technikalisierung' der Kreislaufdiagnostik. In: Technomuseum (Hrsg): Herzblut. Geschichte und Zukunft der Medizintechnik. Darmstadt: Theiss Wiss. Buchges. 2014, S. 74–93.

77 Conrad, Peter: The Medicalization of Society: On the Transformation of Human Conditions into Treatable Disorders. Baltimore: Johns Hopkins University Press 2007.

78 Maren Maude in: Die Zeit No. 13, 19.03.2020, S. 17.

79 Sarasin, Philipp: Mit Foucault die Pandemie verstehen. https://geschichtedergegenwart.ch/mit-foucault-die-pandemie-verstehen/ (Stand 20.04.2020).

80 Schmitz, Hermann: Der Leib (System der Philosophie, 2. Bd., 1. Teil). Bonn: Bouvier 1965; Rappé, Guido: Archaische Leiberfahrung. Der Leib in der frühgriechischen Philosophie und in außereuropäischen Kulturen (Lynkeus. Studien zur Neuen Phänomenologie, 2). Berlin: Akad.-Verl. 1995.

81 Paul, Norbert: Incurable Suffering from the "Hiatus Theoreticus"? Some Epistemological Problems in Modern Medicine and the Clinical Relevance of Philosophy of Medicine. Theoretical Medicine and Bioethics. Philosophy of Medical Research and Practice 19, 1998, S. 229–251.

82 Koch, Richard: Die ärztliche Diagnose: Beitrag zur Kenntnis des ärztlichen Denkens. 2. umgearb. Aufl. Wiesbaden: Bergmann 1920.

83 Witte, Wilfried: Pandemie ohne Drama. Die Grippeschutzimpfung zur Zeit der Asiatischen Grippe in Deutschland. Medizinhistorisches Journal 48(1), 2013, S. 34–66.

84 Litsios, Socrates: The tomorrow of Malaria. Wellington/NZ: Pacific Press 1996; Litsios, Socrates: Plague legends. From the miasmas of Hippocrates to the microbes of Pasteur. Chesterfield/Miss.: Science and Humanities Press 2001.

85 Paules, Catharine I./Eisinger, Robert W./Marston, Hilary D./Fauci, Anthony S.: What Recent History Has Taught Us About Responding to Emerging Infectious Disease Threats. Annals of Internal Medicine 167(11), 2017, S. 805–811.

86 From the Centers for Disease Control and Prevention. Availability of influenza pandemic preparedness planning FluAid, 2.0. JAMA 284(14), 2000, 1782.

87 Pandemieplan RKI 2017: https://www.gmkonline.de/documents/ pandemieplan_teil-i_1510042222_1585228735.pdf (Stand 19.04.2020).

88 Tabery, James/Mackett, Charles W.: Ethics of Triage in the Event of an Influenza Pandemic. Disaster Medicine and Public Health Preparedness 2(2), 2008, S. 114–118.

89 Krank auf Verdacht. Der Spiegel 22.06.1960, S. 15f.

90 Eckmanns, Tim: Elf Jahre Infektionsschutzgesetz – Rück- und Ausblick. Krankenhygiene up2date 7(2), 2012, S. 107–118.

91 Infektionsschutzgesetz §4, Absatz 1. https://www.gesetze-im-internet.de/ifsg/ index.html (Stand 20.04.2020).

92 https://www.theeuropean.de/paul-robert-vogt/coronakrise-falsche-politik- hat-die-pandemie-nach-europa-gebracht/ (Stand 20.04.2020).

93 https://www.zdf.de/politik/maybrit-illner/coronavirus-ohne-grenzen-wie-gut- ist-deutschland-vorbereitet-sendung-vom-27-februar-2020-100.html (Stand 17.04.2020).Siehe auch Drostens podcast https://www.ndr.de/nachrichten/ info/podcast4684.html (Stand 26.04.2020).

94 Z.B. Schrappe, Matthias u.a.: Thesenpapier zur Pandemie durch SARS-CoV-2/ Covid-19, 05.04.2020, http://www.zvfk.de/uploads/Thesenpapier_zur_ Pandemie_durch_SARS-CoV-2_Covid-19.pdf (Stand 20.04.2020).

95 https://www.welt.de/politik/deutschland/article207160681/RKI-mit-Zahlen-zu-Coronavirus-Von-Entspannung-kann-man-nicht-ausgehen.html (Stand 20.04.2020).

96 https://de.statista.com/statistik/daten/studie/1103785/umfrage/mortalitaetsrate-des-coronavirus-nach-laendern/ (Stand 20.04.2020).

97 https://www.theeuropean.de/paul-robert-vogt/coronakrise-falsche-politik-hat-die-pandemie-nach-europa-gebracht/ (Stand 20.04.2020).

98 Paules, Catharine I./Eisinger, Robert W./Marston, Hilary D./Fauci, Anthony S.: What Recent History Has Taught Us About Responding to Emerging Infectious Disease Threats. Annals of Internal Medicine 167(11), 2017, S. 805–811.

99 https://www.wsj.com/articles/u-s-foreign-policy-experts-call-for-cooperation-with-china-on-coronavirus-11585926082 (Stand 20.04.2020); https://www.nytimes.com/2020/04/11/us/politics/coronavirus-trump-response.html (Stand 20.04.2020).

100 Pettenkofer, Max von: Was man gegen die Cholera thun kann: Ansprache an das Publikum. München: Oldenbourg 1873, S. 6.

101 Thießen, Malte: Infizierte Gesellschaften: Sozial- und Kulturgeschichte von Seuchen. Aus Politik und Zeitgeschichte 65(20/21), 2015, S. 11–18. https://www.bpb.de/apuz/206108/infizierte-gesellschaften-sozial-und-kulturgeschichte-von-seuchen (Stand 20.04.2020).

102 Osterhammel, Jürgen: Die Verwandlung der Welt: eine Geschichte des 19. Jahrhunderts. München: Beck 2009.

103 Siehe u.a. die Seiten der WHO https://www.who.int/influenza/preparedness/en/ und den Pandemieplan 2017 des RKI https://www.gmkonline.de/documents/pandemieplan_teil-i_1510042222_1585228735.pdf (Stand 20.04.2020).

104 https://www.spiegel.de/panorama/justiz/weimar-maenner-attackieren-hustenden-mann-offenbar-aus-angst-vor-einer-corona-infektion-a-b34793b1-ca2f-4760-ae1f-ac341b615264 (Stand 17.04.2020).

105 Zylka-Menhorn, Vera: Neue Influenza: Kritischer Rückblick mit wegweisender Vorausschau. Deutsches Ärzteblatt 107(18), 2010, S. A-850 bzw. B-744, C-732.

106 RKI: Rückblick: Epidemiologie und Infektionsschutz im zeitlichen Verlauf der Influenzapandemie (H1N1) 2009. Epidemiologisches Bulletin 2010(21), S. 195.

107 Pandemie durch Virus Modi-SARS. Bundestag-Drucksache 17/12051 vom 10. Dezember 2012, S. 5.

108 Adolf Gottstein: Die Lehre von den Epidemien. Berlin: Springer 1929, S. 181ff.

109 https://www.zeit.de/2020/16/corona-pandemie-statistik-covid-19-todesfaelle (Stand 20.04.2020).

Heiner Fangerau, geb. 1972; von 2008 bis 2014 Professor für Geschichte, Theorie und Ethik der Medizin an der Universität Ulm. 2014 folgte er einem Ruf an die Universität Köln. Seit 2016 Direktor des Instituts für Geschichte, Theorie und Ethik der Medizin in Düsseldorf. Ehrendoktor der Carol Davila Universität Bukarest, Mitglied der Leopoldina.

Alfons Labisch, geb. 1946; Historiker, Soziologe und Arzt; 1979 Professor für Gesundheitspolitik und Medizinsoziologie an der Universität Kassel; 1991 bis 2015 Direktor des Instituts für Geschichte der Medizin, Düsseldorf; 2003 bis 2008 Rektor der Heinrich-Heine-Universität Düsseldorf. Seit 2004 Mitglied der Leopoldina. 2016 Professor ehrenhalber der Beijing Foreign Studies University, Peking; seit 2019 ebendort Distinguished Professor for Global History of Science and Medicine.